U0363262

DRINKING

周 勤————著

喝出来的健康

WATER

你真的会喝水吗？

for

THE BETTER

河北科学技术出版社
·石家庄·

新流出品

自序

一本书解决你关于喝水 90% 的疑惑

2022 年 3 月 22 日是世界水日,人民网官方微博发布了一条我宣传饮水知识的视频。没想到竟然上了热搜。这和人民网的影响力以及人们对饮水这件事的高度关注是分不开的。后来我开通了微博,开始在上面分享健康科普的知识。

我在微博做科普后,才意识到这件事并非想象中那么简单。现在人们的耐心都普遍不足,在微博平台上发布的文字科普也不适合太长,往往都是几百个字。首先,要选择一个大家都比较感兴趣的问题。其次,这个问题还不能太大,得有一个巧妙的切入点,使问题能在几百字内解释清楚。最后,还要尽可能地顾及不同人群,如果讲不清楚,反而可能产生误导作用。比如就拿喝水这件看似简单的事情来说,对患有某些疾病的人来说,喝水的方式不当,也是会影响身体健康。因此在分享科普知识的时候,需要尽量保证正确,然而这样正确的话往往听起来就有点像废话,又或者会显得有些啰唆。

此外,我发现在微博上分享的知识是非常碎片化的,很多之前科普过的内容会被新的信息覆盖。因此,很多时候粉丝会不断

1

地问一些之前已经科普过的内容，这让科普的效率变得非常低。

于是，我很希望能把这些科普内容更加系统地写成书，大家在有疑惑的时候，随手就能找到答案。刚开始的时候，我想写的内容很多，但我发现市面上这样全面讲解营养健康的图书已经有很多了，许多专业人士写的书都已经相当精彩了。我就想，我能不能仅仅针对喝水这件事情写一本书呢？

刚开始我还怀疑会不会没有那么多内容可以写，但没想到越写越觉得喝水里面的学问真的挺多。并且我们每天都要喝水，喝水的习惯、饮品的选择，日积月累、潜移默化地影响着我们的健康。可以说，有一些疾病，真的是喝出来的。所以在科普过程中，我自己也越来越意识到喝水真的不是一件小事。从开通微博以来，我坚持每天喝水打卡，为的就是不断地提醒大家，喝水很重要。

我不知道喝水打卡有没有给大家带来改变，但我自己是真的改变了很多。以前我虽然知道喝水很重要，但并没有养成良好的喝水习惯。从小就是"旱鸭子"的我，几乎感觉不到渴，也很少主动去喝水，并且我觉得白水的味道很难接受，我会更喜欢喝一些带味道的饮品，偶尔也会特别想喝可乐、雪碧这样的碳酸饮料。然而，自从我每天关注喝水这件事以后，我刻意地提高了喝水的频率，并且尽量都是喝白开水、矿泉水。奇妙的事情发生了，我居然慢慢地觉得白水也挺好喝的。相反，我对甜味饮料的兴趣越来越低，现在甚至喝了含糖的饮品还会觉得嘴里甜腻腻的不舒服。这一年，我意外地以亲身经历证实了我们对甜味的感知，对饮品的选择倾向是可以改变的。因此，这本书不仅仅是一本知识类的科普书，还可以改变我们饮水方式。最后的 14 天戒糖挑战，希望你可以挑战成功。当不再依赖含糖的饮品，自律会让你更加自由且健康。如果你感兴趣，也可以关注我的微博账号@临床营养师周勤，跟着我每天早上喝水打卡。

回过头来看，这本书能出版，真的是机缘巧合。真心地感谢一路走来给过我帮助的人。感谢人民网对我的采访；感谢顾中一师兄鼓励我开通微博，并给我力所能及的支持；感谢微博平台对我的垂爱；感谢张其鑫老师以及负责书籍出版工作人员的辛勤工作。也要感谢一直以来支持我的家人、朋友、同事，以及微博的粉丝，是你们给予了我力量。如果没有你们，可能这世上就不会有这本小书。

当然，第一次写书，难免经验有所欠缺，有不妥的地方也希望大家批评指正。在这里衷心祝愿大家，人生充满幸福和喜悦！

周勤

2023 年 8 月 15 日

目录

第一章　重新认识喝水这件事

其实我们都是水做的　　　　　　　　　　　2

等口渴时再喝水就晚啦　　　　　　　　　　5

过度饮水也有大风险　　　　　　　　　　　19

适量饮水的多种益处　　　　　　　　　　　23

第二章　九类常见水饮帮你爱上喝水

咖啡虽好，莫要贪杯　　　　　　　　　　　38

茶，东方的神奇树叶　　　　　　　　　　　53

含糖饮料的防沉迷指南　　　　　　　　　　84

无糖饮料里的陷阱　　　　　　　　　　　　104

快乐和健康兼得的奶茶喝法　　　　　　　　131

喝果汁还是吃水果？　　　　　　　　　　　147

运动饮料别乱喝　　　　　　　　　　　　　166

牛奶，高营养的双刃剑　　　　　　　　　　177

植物奶里有奶吗？　　　　　　　　　　　　208

附录

附录 1：两周断糖挑战　　　　　　　　　　218

附录 2：超简单又好喝的无糖健康饮品制作方法　　230

第一章

重新认识喝水这件事

其实我们都是水做的

人体大约 60% 是由水构成的。

换句话说，一个 70kg 的男人的身体里大约有 42L 的水。新生儿体内的水分占比更是高达 80%。

大脑和心脏里 73% 是水，肺部 83% 为水，皮肤中的水含量为 64%，肌肉和肾脏水含量为 79%，脂肪组织中的水含量为 50% 左右（有数据称只有 10%—30%），连骨头中都含有 31% 的水分。

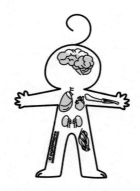

由此可见，人体除去水以后，真的就没剩什么了。

有人会觉得奇怪，明明这些器官组织看起来不像有这么多水啊。

我们都知道人体的器官组织是由细胞组成的。除了脂肪细胞含水量低一些，一般细胞里 70% 都是水。

让我们想象一下自己来到了微观的人体世界。我们钻进了人体的一个小小的细胞，它像小型的海洋，里面漂浮着细胞核和各种细胞器，生物学信号物质像鱼儿一样往来穿梭，此外还溶解着无机物、蛋白质、核苷酸、氨基酸、多糖等成分。

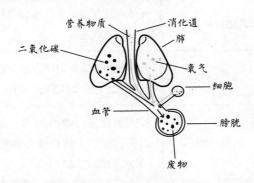

只有在这样的液体环境中，各种代谢活动才能顺利进行。因为细胞含水量如此之高，所以说有细胞的地方就有水，而有水的地方就可能有生命。要不怎么说水是生命的摇篮、水是生命之源呢？

同时，细胞浸泡在组织液当中。细胞在这样的液体环境中，顺畅地进行物质的交换、信号的传输，保持内外环境的动态平衡，保证人体各种生理功能正常运行。人体营养物质和废物通过这条"大运河"畅通无阻地进入细胞或排出人体。

水对新陈代谢、物质运输、细胞稳定、温度调节和循环功能都至关重要。

水甚至被称为最重要的营养素。和地球上的水循环一样，身体里的水也在不停地循环着，给我们带来生生不息的生命力。

总结一下，水对人体健康的作用包括但不限于以下这些方面。

水对人体健康的作用

运输（体液）	将氧气和营养物质输送到全身，将废物通过尿液排出体外
保持内环境稳定	液体特性保持恒定，可以维持有效的新陈代谢
温度调节	血液循环和皮肤出汗会加快热量的散发，有助于体温保持恒定
其他功能	形成消化液，润滑关节，充当大脑、脊髓（脑脊液）和胎儿（羊水）的减震器

等口渴时再喝水就晚啦

就像我们小学做过的水池排水应用题一样，人体也好比一个大水池，水会从一个水龙头不断地流入水池，同时水池里的水也会从一个下水口不断地流走。

水池内的水位控制在合理的范围内，就叫作达到了良好的水合状态。

良好的水合状态是保证细胞良好运转的前提，也是保证人体良好状态的前提。

当水太少时就叫作脱水，而当水太多时就叫作过度水合，对人体健康都是不利的，后面我们会具体来讲。

每人每天失去多少水？

首先，我们来看看人体每天会丢失多少的水分吧。

人体丢失水分主要通过以下几种途径：

呼吸失水、经皮失水、汗液失水、尿液失水、粪便失水。

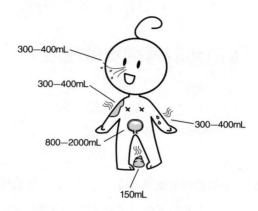

前面两种失水途径可能不太好理解，这里解释一下。

呼吸失水主要是因为我们呼出的气体当中带有水分。可能平时我们观察不到，但到了冬天你会呼出白气，其实那就是呼出的气体中的水蒸气遇冷液化而变成的无数小水珠。

经皮失水指的是一种我们察觉不到的皮肤的水分蒸发带来的水分流失，区别于汗液失水。也就是说，我们没感觉到出汗，但皮肤也无时无刻不在流失水分。

汗液和尿液是失水量最大，也是变化最大的两种失水途径。

汗液产生主要是为了维持体温的恒定，所以在炎热的环境中或持续高强度运动时，会出现大量的汗液失水，有时甚至会流失超过 2L 的汗水。

而人的肾脏对尿液的调节能力也很强，根据每天液体摄入量的变化，每天尿液量的变化可以在 800—2500mL 之间。而渗透压也可以有很大的变化。正常人因为浓缩程度不同，尿液浓度可以相差 24 倍。所以当出汗太多的时候，为了维持人体总水量，机体会自行调节，让尿液尽量浓缩一些。

所以有的人会很奇怪，为什么自己一天喝了很多水，但是尿却很少？如果肾功能没有问题，那应该就是通过其他途径丢失了太多水分。

每人每天要补多少水？

前面我们看到，人体的失水真的是悄无声息、无时无刻不在进行，所以一定要及时地对流失的水分进行补充。

具体地说，身体增加的水分主要有摄入食物中的水、饮用的液态水以及身体自身代谢产生的代谢水三个来源。

代谢水生成量和能量消耗成正比，每天大约产生 250mL，仅占总水量的一小部分。

一般来说，每天摄入食物中的水会占到水的总摄入量的20%—30%，为 800—1000mL。

人体中大部分的水都是通过饮用液态水来补充的。饮水也是最容易调节的一个部分，当身体总水量减少或血浆浓度增加的时候，我们就会产生口渴的感觉，从而触发饮水行为来补充水分。一个正常成年人，不考虑极端情况下，每天需要补充 1500—

1700mL 的液态水。

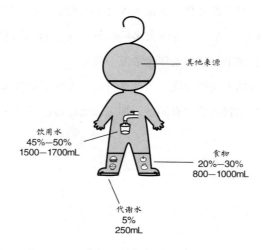

其他来源

饮用水
45%—50%
1500—1700mL

食物
20%—30%
800—1000mL

代谢水
5%
250mL

在一些导致人体大量失水的特殊情况下，比如炎热的天气、剧烈的运动、腹泻、呕吐等，除了补充水的基本生理需要量，还需要对额外流失的水进行补充，有时甚至需要通过输液来弥补体液的大量流失。如果存在尿酸比较高、泌尿道结石或正在减重的状况，也需要注意增加饮水量，每天可以达到2—4L。

我们是怎么感觉到口渴的？

口渴对维持体液平衡很重要，可能由细胞内或细胞外液量不足引起。由渗透作用和激素作用于终层产生的神经信号整合到大脑中，由胸内压力感受器通过后脑传递信息来产生口渴的感觉。

当我们身体缺水的时候，血液就会浓缩，也就是血浆渗透压会升高。若下丘脑的渗透压感受器感受到血液变浓了，就立马给大脑发信号——"老大，我缺水了！"于是我们就会产生渴觉，触发饮水的动作。

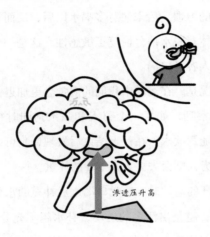

渗透压升高

但并不建议等到口渴了再喝水。因为等到口渴的时候，我们可能已经处于非常缺水的状态了。

特别是以下两种情况，我们对口渴本身更加不敏感。

第一种情况是，人们经常忽略口渴的信号。

一项研究表明，受试者很少在口渴的时候喝水，大多数人只是在他们通常会喝水的时候喝水。人们所处的环境和习惯让人们忽视了身体的暗示，减弱了辨别身体需要什么的能力。这就造成很多人都会经常忽略自己口渴的感觉，长此以往，身体会对脱水变得比较麻木，即使已经缺水了，也感觉不到。

在饮水很少的情况下，尿液就会尽量浓缩以减少体液的流失，相当于给水池加水加得少，那么出水也相应减少，身体中液体的更新效率就会降低。这种状态不利于身体代谢废物的排出，当然也会引起一些健康问题，比如便秘、泌尿道结石等。很多人平时没有喝水的习惯，后来注意多喝水以后，反而觉得自己容易渴了，也是身体对脱水信号恢复了敏感性，这是一个好现象，并非多喝水导致人容易口渴。

第二种情况是，在运动中我们的渴觉会更加迟钝。

有研究观察到，如果一个男人和一条狗同时行走 32 公里，在过程中可以随意饮水，在行走结束后发现，狗可以维持体重不变，但是这个男人则会失去大概 3kg 的体重。

当进行出汗的运动时，感觉口渴之后补充的水分往往只有流失汗液的一半，越是出汗多的运动，补水越不充分。研究发现，人们在运动中即使失水达到 4—5L，也可能不会感到口渴，这往往会导致过度脱水的情况发生。

因此，在运动过程中，最好按照一定的计划来喝水，不要等到渴了再喝水。

· 到底是渴还是饿？

有一种比较流行的说法是，人们常常混淆渴觉和饿觉，在渴的时候误以为自己饿了，因此经常脱水会导致过多的食物摄入，从而更容易肥胖。

这种说法目前尚缺乏证据支持，并且渴了和饿了的感觉其实差别很明显，一个是嘴巴发干，一个是肚子咕咕叫，我认为被混淆的可能性并不大。

如何判断是否应该喝水了？

其实通过前文的学习我们便知道了，根据渴觉来补水并不正确。

其中存在三方面的弊端。

1. 如果我们的渴觉是正常的，当感觉到口渴的时候，其实我们的身体往往已经开始一定程度的脱水了，脱水的状态已然影响到我们的功能状态。

2. 当我们感到渴的时候，往往容易一口气喝太多的水，导致无效补水。

3. 如果人体渴觉的感受阈值已经升高了，可能一般情况下就感觉不到渴了，导致全天水分摄入量严重不足。

最为准确的判断身体是否缺水的方式是观察自己的尿液。

由于肾脏有浓缩功能，当肾脏浓缩尿液的时候就是我们身体缺水的时候。尿液越浓缩，尿液颜色就会越深。所以，平时多留意自己上厕所的次数，如果很长时间都不上一次厕所，或者上厕所小便又少又黄，就说明需要马上补水了。

最科学的喝水方式是什么？

尿液颜色虽然可以指导补水，但多少会有滞后性。

最为科学的做法是，全天少量多次饮水，最好定时定量地补充水分，下面有一个饮水的时间表可以参考。

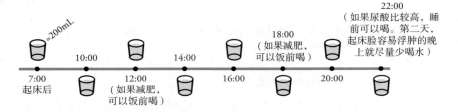

现在网上有一些提醒喝水的 APP，可以下载使用，也可以自己定一个喝水的闹钟。其实也可以把喝水当成一次短暂的休息。隔一会儿就起来走动走动，放松放松，喝点水，不但有益健康，还可以很好地提高工作效率！

哪些时候更要注意补水？

由于人体很容易在以下这些时刻出现脱水情况，所以这些时刻是补水的好时机。

1. 早上起床后。因为睡觉的时候人体不能及时补充水分，水分一直处于流失的状态，主要通过经皮失水、汗液失水和呼吸失水。所以，你会发现早上第一次上厕所尿液会比较黄。此时及

28天喝水打卡表

"今天也要喝完八杯水！"

Mon.	Mon.
Tues.	Tues.
Wed.	Wed.
Thur.	Thur.
Fri.	Fri.
Sat.	Sat.
Sun.	Sun.
Mon.	Mon.
Tues.	Tues.
Wed.	Wed.
Thur.	Thur.
Fri.	Fri.
Sat.	Sat.
Sun.	Sun.

时补水，可以帮助身体摆脱脱水状态，及时恢复到最佳的水合状态。

2.晚上睡觉前。和早上起床后喝水的道理相同，只是晚上睡觉前喝水主要起到预防身体脱水的作用。特别对有高尿酸血症、尿路结石、血液黏稠的人来说，在脱水的状态下可能会导致疾病发作，睡前补水就可以起到一定的预防作用。在睡前可以适当多喝一些水，比如500mL的水都是可以的。但如果是容易起夜的人，就不要在睡前喝太多水了，100—200mL就可以了，并且注意小口慢慢喝，不然可能会导致夜间频繁上厕所，影响睡眠。

3.进入有空调的环境。开空调容易导致空气干燥，致使人体的经皮失水增加，如果长时间待在有空调的房间更要注意多喝点水。

4.剧烈运动时。较高强度的运动，会造成人体大量出汗，出汗速度可以达到每小时200—3000mL，在剧烈运动过程中就要不断适量补充水分，不然可能会造成严重脱水。建议在剧烈运动前2个小时就分多次喝下500mL水，提高身体的水合状态。在运动中，每15—20分钟补充100—200mL水。运动时间长于1个小时，或在天气炎热的情况下，出汗比较多时，则最好是补充淡盐水或运动饮料，补充电解质。运动后是可以立即喝水的，但是不要喝得太快，慢慢地喝200—300mL的水就可以了。另外，可以在运动后称称体重，如果体重下降得明显，就说明运动中补水不够，需要及时补充。

· 运动后喝冰水真的会猝死吗?

经常在网上看到说有人在运动后喝冰水猝死,那么运动后喝冰水真的会猝死吗?

一般来说,绝大部分猝死都是心源性猝死,也就是心脏骤停。大部分的情况下,这个人本身就存在心脏方面的基础疾病(只是他自身并没有意识到自己有这方面的问题),比如先天性心脏病、冠状动脉粥样硬化、肥厚型心肌病等,导致其心脏承受负荷的能力较一般人低。

而在炎热的环境中,人的体温升高,血液循环速度加快,如果再进行剧烈运动,心脏就会处于高负荷运转的状态,一旦心脏无法承受这种负担,人就会有猝死的风险。

运动员群体经常会出现心源性猝死现象,可见剧烈运动本身就是猝死的一个非常重要的诱因。如果这时再摄入冰水,特别是短时间内大量摄入冰水,人体的血管会明显收缩,使大量的血液涌入心脏,使得心脏负荷进一步增加,导致心脏跳动不规则甚至停跳。

所以心脏方面的基础疾病是直接原因,而饮用冰水、高温、剧烈运动是猝死的诱因。

总结如下:

运动后喝冰水猝死的一般原理——本身存在心脏方面的基础疾病,在高温环境下剧烈运动并且运动后摄入大量冰水使得心脏负荷明显增加,引发心律失常、心脏骤停,导致猝死。

要想避免这样的悲剧发生，不仅仅是不喝冰水。

首先，要对自己的健康情况有一个了解，不要盲目进行剧烈运动。

其次，尽量避免在炎热的环境中运动。夏天应尽可能在有空调的室内运动，如果只能在户外，则尽量选择早晚锻炼。运动后也不要立即降温，除了不要喝大量冰水，也不要马上吹空调、洗冷水澡，或用冰水洗脸。这些都可能导致血管快速收缩，增加心脏负荷，从而增加猝死风险。

如果在运动中长时间存在胸闷、气短、心慌等症状，且一定时间内难以缓解，一定要引起重视，这可能是出现心律失常的前兆，应及时停止运动进行休息，必要时马上就医！

为什么有时狂喝水还是感觉渴？

单纯把水喝进去不能说是真正补水，水经过肠道被吸收进入血液也不是真正补水，只有水进入细胞，提高细胞的水合状态，才叫真正的补水。

有时我们感觉口渴了，猛地灌自己很多水，但是却发现口渴好像没有改善，光跑厕所了。我把这种情况叫作"无效补水"。

由于快速大量地饮水，导致人体血容量快速增加，这时身体就会启动调节机制，减少抗利尿激素的生成，肾脏就打开闸门，将体液快速过滤成尿液排出体外。

虽然喝的水进入了血液，但是并没有到达目的地——进入全身各个组织和细胞，就无法改善身体的水合状态，也就没有达到补水的目的。

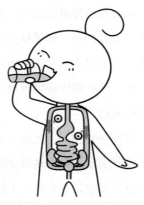

我们会发现吃水果比较解渴，就是因为水果中的水分会在消化过程中逐渐释放出来，被人体缓慢吸收，所以不会对血容量产生冲击，而是"润物细无声"地将液体输送到身体里面，改善细胞的水合状态。

同样地，我们喝水也应该少量地慢慢地喝，如此才能真正起到补水的效果。一次饮水不要超过 500mL，最好不要超过 250mL。

脱水有什么症状？

身体里的水过多或过少都会对健康产生严重的危害，甚至会危及生命。

当人体水分流失过多或摄入水分过少时，体内缺水，就会出现脱水的症状。

当体液流失量相当于体重的 1%—2%，我们就会感到口渴。渴觉就是大脑给我们发出的需要喝水的最直接的信号。此时的我们状态也会变差，注意力不集中，做事效率低下，运动表现能力下降。

当体液流失量达到体重的 3% 时，渴觉会更加明显，并会出现头晕、不想吃东西等症状。当体液流失量达到体重的 4%—5%时，就会出现更加明显的脱水症状，比如疲劳、头晕、头痛。

一旦体液流失量达到体重的 10% 或更多，身体内的脏器，特别是肾脏的功能就会出现衰竭（无尿），甚至导致人死亡。

人体达到不同脱水程度的症状

水分减少率（水分减少量占体重的百分比）	脱水的主要表现
2%	口渴，注意力不集中
3%	口渴，头晕，食欲不振
4%	皮肤潮红，易怒，体温升高，疲惫，尿量减少且浓度增加
5%	头痛，发烧
8%—10%	抽搐
超过 20%	无尿，死亡

· 警惕轻度慢性缺水

　　生活节奏加快令我们常常顾不得及时补水。久而久之，当我们渴觉的感受阈限逐渐升高，轻度慢性缺水的风险随之变大。

　　轻度慢性缺水，顾名思义就是身体长期处于轻度缺水的状态。造成这种情况的原因有很多，可能是病理原因，比如腹泻、呕吐等；也可能是年老后渴觉神经反射敏感性变差；日常时间饮水量较少，长期饮酒、服用安眠药等。

　　轻度慢性缺水因为症状不明显，所以不易被察觉，但长此以往对身体的影响不容小觑。慢性缺水可能会使皮肤干燥、毛发枯黄、口腔有异味、味觉消退、食欲不佳、消化功能减弱、便秘、疲乏易怒、失眠等。对老年人来说，缺水导致血液浓缩，易形成血栓等心脑血管疾病。

　　正常情况下，我们丢失的水分通过足量饮水就可以补充。但如果是病理性原因引起的严重脱水，比如严重腹泻、呕吐等，通过喝水是无法补足水分的，需要通过静脉补液进行处理。

过度饮水也有大风险

饮水过少会导致脱水，饮水过多，特别是短时间内大量饮水也会出现健康问题，甚至引发严重的后果。

你知道水中毒吗？

可能很多人都听说过饮水过多会发生水中毒，那什么是水中毒呢？

简单地说就是我们在短时间内摄入的水分过多，肾脏来不及排出，导致体内总水量快速增加，将体内的血钠稀释，出现"稀释性低钠血症"。这时过多的水分就会向细胞内迁移，导致细胞水肿。当脑细胞水肿以后，会引起颅内压升高，产生头痛、呕吐等症状，严重时人可能昏迷，中枢系统受损，甚至死亡。用水池来比喻就是，短时间内持续保持入水量大于出水量的状态，让水池水位超过了正常水平。

世界卫生组织专家提出，每天饮水超过 4L 可能会导致水中毒。

但其实问题的关键不在于喝多少水，而在于短时间内持续大量饮水。

水中毒听起来很吓人，在现实生活中却是罕见的，主要是因为很少有人会无缘无故地在短时间内喝大几升的水。常见的情况是马拉松或铁人三项运动员，在运动结束后一次性摄入大量淡水，导致水中毒。又或者本身存在精神疾病，无法控制自己的饮水行为。

对没有心肾疾病的健康成年人来说，一天之内少量多次地喝水一般不会水中毒，哪怕一天的总饮水量稍微多点，比如达到了 4L，水中毒的风险也是很小的。

对运动中的人来说，建议在运动前就补充 250—500mL 的水。在运动中根据流汗量，每隔一段时间补一些水，不要等到运动结束后才一次性喝下大量的水，避免引发水中毒。如果运动中出汗较多，不但水分流失，还伴随着电解质的流失。因此，在补充水分的时候最好选择淡盐水（1000mL 水加 2g 盐），或者喝一些含电解质的运动饮料。

哪些人一定注意不要大量饮水？

之前有新闻报道一位女士一口气喝了几升水，碰巧她有闭角型青光眼，大量饮水导致其眼内压快速升高，差点导致视网膜脱落。所以，特殊人群一定不要短期内大量（超过1000mL）饮水。

四类需要控制饮水量的人群：

1. 心脏功能不好的人；

2. 肾脏功能不好的人；

3. 存在腹水、水肿的人；

4. 眼压高，患有青光眼或有青光眼危险因素的人。

喝水会稀释胃液吗？

很多人担心在吃饭前或吃饭的时候喝水会稀释胃液，事实是这样吗？

有研究者在择期手术的病人身上做过试验，一组病人在术前禁饮禁食，另一组则在术前两小时口服生理盐水150mL。术中抽取病人的胃液进行对比研究，发现两组病人的胃液量和pH值并没有统计学差异。其他几个类似的小型随机对照研究的结论也都差不多。

其实这个结果也在意料之中。我们胃内呈强酸性环境，正常pH值在1—3之间，通常接近2。酸会被水稀释是一个常识，于是很多人就认为水喝多了胃酸也会被稀释。

但是不要忘了，人体不是一个简单的容器，它是可以自我调节并且有自我稳定能力的。

我们的胃具有缓冲功能，胃中的细胞可以很快地判断胃内的酸度如何，随时可以产生足够的酸，确保胃内 pH 值稳定。即使饮用 1L 水，胃内的 pH 值也只会增加一点，并可以很快调整回来。

所以喝水不会对胃内环境产生很大的影响，饭前或进食时也就不需要担心喝水会稀释胃液，影响消化的问题。

相反，随餐饮水增加了胃内容量，可以加快胃的排空速度，可以起到促进消化的作用。对需要控制体重的人来说，饭前饮水还可以增加饱腹感，减少能量摄入。

但要注意的是，以上的讨论均针对健康人群，如果是本身就存在胃酸分泌不足、慢性胃炎等胃部疾病的人，胃的缓冲能力确实是比较弱的，进餐时最好不要大量饮水。

适量饮水的多种益处

科学饮水的方法

1. 健康成年人每天推荐饮水 1500—1700mL。

2. 少量多次，每次 200mL，大概每天 8 杯水。

3. 不要在短时间内喝大量水。

4. 尽量选择白开水、淡盐水、淡茶水、矿泉水等不含能量的饮品。

5. 如果是天气太热或在剧烈运动等大量出汗的情况下需要额外补水。

6. 存在呕吐、腹泻等情况，需要在医生指导下补水或静脉补液。

7. 尿量少或颜色较深，说明可能已经脱水，需要及时补水。

科学饮水有什么益处？

如果能够按照以上的原则，每天补充充足且适量的水，我们会收获以下这些健康益处。

· 预防坏情绪

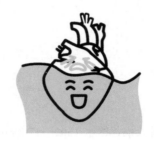

因为严重缺水会导致死亡，脱水的信号对人体来说就相当于生存受到威胁的暗示。当大脑的渴觉中枢检测到身体脱水时，就可能会向大脑中调节情绪的其他部分同时发出预警信号。只要人体一刻没有摄入足够的水分，就一刻无法放松对脱水的警惕，从而使人体处于焦虑、不安、易怒的状态。

从生理学角度来讲，脱水影响了大脑的能量代谢，阻碍了大脑的能量产生，当没有足够的大脑资源来应对所面对的问题时，我们就会感受到压力，表现出焦虑、情绪障碍等。

另外，有研究发现，脱水可能导致大脑中血清素水平下降，并且让血清素的分解速度增加 3 倍。

血清素是一种重要的神经递质，血清素不足还会引发抑郁。

一项大型的横断面研究发现，和每天喝 5 杯及以上白开水的人相比，每天喝不足 2 杯白开水的人，焦虑和抑郁的风险增加了79%。

研究表明，即使是轻微的脱水也会导致人明显的情绪恶化。无论是在休息还是在运动的时候，人在轻度脱水时都会感到疲劳、紧张和焦虑，且女性负面情绪症状明显大于男性。

所以渴了和饿了一样，都会给我们带来坏情绪。虽然脱水不是导致我们产生坏情绪的唯一因素，但至少喝足了水能让我们有更多的大脑能量应对烦心事，降低坏情绪出现的概率。

·保持好的工作学习效率

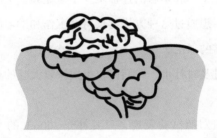

我们的大脑 75% 都是由水构成的，水对维持大脑功能也起到了非常重要的作用。脱水的时候大脑的能量代谢受到影响，人会感到更疲惫，情绪状态更差，情景记忆、短期记忆力、注意力和反应能力等认知表现都会受到影响，从而导致工作效率下降。由于老年人和未成年人对脱水的调节能力更差，脱水对老年人和未成年人的认知表现影响也更明显。

即使是体力劳动也会受到脱水的影响。

一项研究表明，仅仅丢失 1% 的水分就会使林业工人工作效率下降 12%；如果丢失 3%—4% 的水分，其工作效率会下降高达 25%。

在工作前就喝足量的水，可以让大脑变得更加专注。当我们渴的时候，大脑会不断提醒我们身体缺水的这个情况，会占用我们的大脑资源，妨碍注意力的集中。

一项研究表明，和充足饮水相比，在脱水时进行驾驶，驾驶错误显著增加。喝足水以后，大脑这部分资源被释放出来，并且大脑能量代谢不受脱水影响，我们就可以以更好的状态专注于眼前的工作。

很多人在工作和学习的过程中为了避免频繁上厕所，有意识地减少喝水，想通过这种方式延长持续工作和学习的时间，实际上是大错特错的做法。

另外通过及时补水，我们可以很快恢复大脑的处理速度，改善认知表现。

一项随机对照试验发现，只要补充 200mL 的水就可以减轻由脱水引起的愤怒感、疲劳感以及情绪障碍；补充 500mL 的水就可以改善记忆能力。

所以，充分补水可以保障我们体力和认知上的良好表现，从而实现高效工作。

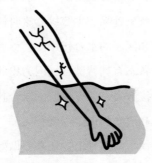

几乎每个女明星被问到皮肤为什么这么好的时候，都会说——多喝水。

多喝水可以改善皮肤状况的说法如此流行，但让人惊讶的是，相关的研究却非常少。

以色列卡普兰医疗中心 2007 年的一项研究表明，持续 4 周每天 2.25L 水的干预，确实会对皮肤的生理学变化产生一些可测量的影响，比如保留了更多的水分。然而该研究并没有表明皮肤存在肉眼可见的变化，比如改善皱纹、光滑度等。

另一项 2015 年发表的小型研究也发现，每天增加 2L 水的摄入，持续 30 天，可以使皮肤表层和深层的水合状态都有所改善。然而该研究同样没有表明皮肤外观的变化。

2018 年的一篇纳入了 6 项研究的综述总结显示，特别是在本身饮水量比较少的人中，额外饮水后，其角质层的水合作用增加，相当于让皮肤更加湿润，可观察到其皮肤干燥和粗糙的症状减少，皮肤延展性和弹性略有增加。

对平时喝水比较少的人来说，机体常常处在轻度脱水的状态，那么能分给皮肤的水分就更少了，确实会导致皮肤干燥、紧绷、弹性下降，也就更容易产生皱纹。这时候适当补充水分，可以提高皮肤角质层和深层的水合作用。

然而皮肤水合状态有其特殊性，因为皮肤直接接触空气，皮肤当中的水分会直接散失，所以皮肤的水合状态不仅仅和身体的水合状态有关，也和皮肤的保湿程度相关。

因此，在充足饮水的基础上，还需要做好皮肤保湿，才能维持皮肤良好的水合状态。

这就解释了为什么秋冬季即使喝同样多的水，嘴唇还是会很干。因为秋冬季气候比较干燥，会带走嘴唇上的水分，而喝下去的水也很难在短时间内补充散失的水分，所以说天气干燥的时候还是需要涂点润唇膏，保湿霜也不能省。

皮肤的健康还受到多方面的影响，除了水合状态，饮食生活习惯、体内激素、基因、油脂分泌等都会影响皮肤的好坏。

充足饮水是维持皮肤健康的一个必要条件，但也没有必要为了让皮肤变好，额外摄入过多水分。

· **预防便秘**

我们的大肠的一个主要功能就是从消化剩余的废液中吸收水分，经过燥化，将其转变为固体，就是我们所说的粪便。

如果消化剩余的废液中水分本来就很少，再被结肠一吸收，粪便就会变得又干又硬，难以排出，就是我们所说的便秘了。

如果能够摄入充足的水分，留存足够的水分进入结肠，就可

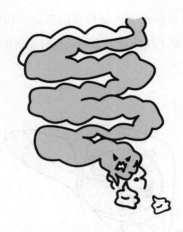

以帮助维持大便湿润柔软，起到预防便秘的作用。

所以理论上来讲，多喝水是可以预防便秘发生的。流行病学研究也发现，液体摄入量少和肠道便秘确实存在相关性。水分摄入少的人往往便秘的发生率更高，即使轻度的脱水也会导致便秘的增加。因此，保证充分水分的摄入对预防便秘很重要。

但如果已经存在便秘的话，多喝水有没有治疗作用呢？

比较遗憾，从现有的证据来看，多喝水对便秘的治疗作用不大。主要是因为引起便秘的因素太多了。多喝水除了对脱水引起的便秘有点效果之外，对其他原因比如疾病因素、药物因素、心理因素引起的便秘就没有太多帮助了。所以增加液体的摄入量不一定可以改善便秘。

尽管如此，摄入足够的水（1.5—2L/天）仍然在便秘的一线治疗方法当中。在便秘的时候保证充足的水分摄入，不一定有帮助，但至少不会加重便秘，对吧？

所以，每天八杯水可以帮你预防便秘。如果你已经存在便秘，又恰好平时喝水比较少，多喝水也可能帮助改善便秘。

· **有助于减肥**

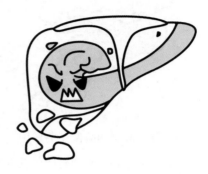

虽然减肥受到多方面因素的影响，但不可否认的是，充足的水分摄入起着重要作用。目前有很多证据都表明，多喝水有助于减肥。

保证充足的水分摄入主要通过以下两个方面帮助减肥。

首先，多饮水，特别是饭前半小时饮水超过 200mL（而不是随餐饮水），可以增加饱腹感，让我们吃得更少一些。

其次，研究表明，增加饮水会促进脂肪分解，增强新陈代谢。机制尚不十分清楚，增加水合作用会导致细胞体积增加，从而有助于提高胰岛素敏感性，并且还可能和线粒体功能增强有关。从生理上讲，增加水的摄入还会导致血容量增加，让身体释放一种叫作心房钠尿肽（ANP）的物质，研究表明，它有助于脂肪代谢并使体重减轻。

最后，如果本身就存在高尿酸血症，特别是在采用低碳饮食减肥的时候，多喝水有助于尿酸和酮体的排出，避免痛风发作。

减肥时需要喝多少水呢？

一般人每天推荐饮水 1500—1700mL。

如果是减肥期间，特别是高尿酸患者，需要增加饮水量，达到 2000—3000mL 都是可以的。主要还是根据尿量和尿的颜色来动态调整，如果尿量少或者尿色黄，就应该增加饮水。

那是不是天天闷头喝水就能瘦呢？

可能很多人都听说过"喝水减肥法"，网上曾经有过"不节食不运动，每天掐点喝水一周就甩肉 15 斤"的说法，但这几乎是不可能的事情。

首先，一周瘦 15 斤有点夸张，即使什么都不吃只喝水也难以做到。

其次，虽然前面讲到保证充足的水分摄入有助于减肥，但总的来看，喝水起到的是辅助作用，减肥的关键还是要制造能量缺口，如果胡吃海塞，热量超标，喝再多的水也是会长胖的。

在减脂过程中如果能够充足饮水，减脂效果会更好。

但是这里有一个前提，就是只能喝不含能量的水饮。而不要选择含糖饮料，如果汁等饮品。要不然可能适得其反。

研究表明，随意饮用含热量的饮料不但会增加总能量的摄入，还会限制脂肪的氧化。在中等强度运动期间，摄入含有能量的饮料可以将脂肪氧化抑制 25% 甚至更多。在用餐时喝热量饮料而不是喝水，餐后的脂肪氧化率也会显著降低，导致脂肪堆积。同时含糖饮料中大量的果糖也会增加脂肪肝的风险。因此，喝水有助于减肥是有限制条件的——多喝水，但是需要喝不含能量的水。

·降低肾结石风险

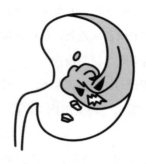

我曾见到一些人跟大众"科普"，说水喝多了会对肾脏造成负担，我不知道他们所谓多喝水指的是喝多少水，但我知道喝水少了会增加肾脏结石发生的风险。

肾脏是身体中重要的代谢器官，血液会在肾脏进行过滤，过滤出的代谢废物通过尿液排出体外。如果身体缺水，肾脏就会尽可能地回收更多的液体，导致尿液浓缩。尿液中的某些物质可能由于浓度太高，停留时间长，从而析出，沉淀在肾脏，久而久之就容易形成肾结石。所以喝水少是肾结石形成的危险因素之一。

肾结石非常高发，一个人一生中肾结石患病概率就达到了15%—25%。并且肾结石非常容易复发，5—10年的复发率达到

50%。而多饮水有利于降低尿液的浓度，使代谢废物的溶解度增加，避免肾结石体积增加或数量增多。此外一些体积比较小的、位置比较靠近肾脏出口的结石，还会因为尿液冲刷而排出体外。

2020 年发表的 Cochrane 系统评价表明，多喝水可以降低肾结石复发的风险，并延长肾结石再次发生的时间，同时并没有发现任何的不良影响。另有研究表明，高饮水量可将肾结石复发的长期风险降低约 60%。

因此，有肾结石的人，平时更要注意多喝水来预防肾结石复发，一般建议每天饮水量达到 3000mL 左右。并且和一般人不同的是，肾结石病人可以集中饮水。一次饮水 300—500mL，尿液会比较集中，预防效果会更好一些。

同时睡前一定要注意补水，避免夜间缺水，尿液浓缩，导致结石复发。早上起来也尽快喝水，尽快排尿。

想要远离肾结石，请多多喝水吧！

· **预防尿路感染**

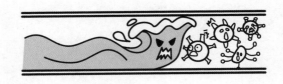

为防止复发性尿路感染，很多医生会建议多喝水。

主要是因为，从理论上来讲，多喝水可以增加尿量，对膀胱起到冲刷的作用，从而有助于将细菌"冲洗"出去。另外由于尿液被稀释，里面的营养物质减少，也可以抑制细菌在尿液中的繁殖。但这方面的证据其实比较有限。

支持这一建议的有力证据是 2018 年一项发表在 *JAMA Internal Medicine* 的随机对照试验。该研究发现，对患复发性尿路感染的绝经前妇女来说，每天在基本液体摄入基础上额外摄入 1.5L 的液体，可以减少至少 20% 的膀胱炎发作风险，并且可以减少约 50% 抗生素的使用。因此，增加饮水量是预防尿路感染的一种安全、廉价且有效的干预措施。

另外，如果每喝一杯水都需要起身去接水，也无形中提醒自己不要久坐不动，隔一两个小时就起身走动走动，上个厕所避免憋尿，也对减少尿路感染以及保持健康大有好处。

适时地饮水，不光从生理层面保持你的身体健康，也能彻底改变你的生活习惯，从而提高生活品质呢！

这一章大家了解了适时适量饮水的重要性，下一章我们一起来看看应该喝什么样的水吧！

第二章

九类常见水饮

帮你爱上喝水

现在我们都知道了多喝水很重要，那么应该选择哪些饮品来补充水呢？

下面我整理了可选饮品排行榜。

· 第一梯队：白开水、矿泉水、纯净水、蒸馏水

这类水不含能量，主要成分就是水，也没有其他的添加成分，我将它们称为"白水"。它们成分单一、安全系数高、补水效果好，基本上不会出什么问题。并且这些水一般价格比较便宜，容易获得，可以随时补充，所以是最为推荐的补水饮品。只是很多人平时喝惯了各种有味道的水，回过头来喝这些"白水"感觉有点寡淡，总觉得缺点什么，甚至有人觉得"白水"喝起来是苦的。这其实都是味觉被惯坏了，如果能坚持喝一段时间，就会觉得"白水"虽然不见得好喝，但是也并不难喝。

· 第二梯队：咖啡、茶水、果茶、植物茶、苏打水

这些饮品成分就比"白水"要复杂一些，看起来是比较健康的，但是可能稍不留神，就会选到不太健康的。所以这一类饮品的选择需要一些技巧，后面我们再单独来讲。

· 第三梯队: 含糖饮料、碳酸饮料、果汁、乳味饮品、风味饮料、奶茶

我将它们统称为"含糖饮品"。这一类在超市当中占据的份额是最大的，也是众多消费者乐于选择的类型。这些饮品口感好，让人喝了很有满足感，非常容易上瘾。然而这类饮品一般含有较多的添加糖和添加剂，成分相对比较复杂，喝多了对身体有害无益。

所以喝水的原则是优先选择第一梯队的饮品，也可以选择第二梯队中较为健康的饮品，尽量不喝第三梯队的饮品。

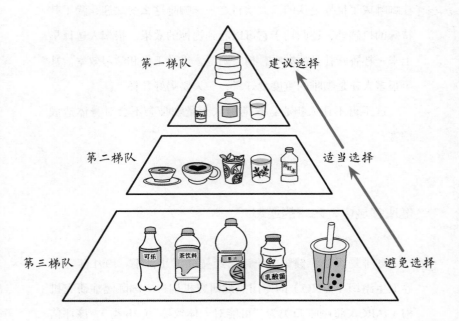

咖啡虽好，莫要贪杯

说起咖啡，大家应该都不陌生。现代都市人对咖啡的喜爱，让咖啡成了世界公认的三大饮料之一。咖啡这么受欢迎，除了其特殊的口感外，还归功于它可以起到提神的效果。很多人选择早上来一杯香味扑鼻的咖啡，扫去困倦，提升工作和学习效率。甚至很多人还是咖啡的重度爱好者，一天要喝好几杯。

这不得不让人担心：长期摄入大量咖啡会不会对身体造成危害？

健康领域中，咖啡的逆袭

咖啡是否益于健康的争论已经持续了几百年。1991 年，世界卫生组织（WHO）的专门癌症研究机构——国际癌症研究机构（IARC）将咖啡归类为"可能对人体致癌"（2B 类）。该评估是基于关于膀胱癌和咖啡消费相关性的有限证据进行的。

然而 2016 年，在对 1000 多项观察和实验研究进行重新评估后，来自 10 个不同国家的 23 位科学家得出结论，大量科学文献并未显示咖啡消费与癌症之间存在关联的证据。因此，咖啡从第 2B 类（"可能对人体致癌"）移至第 3 类（"不可归类为致癌性"）。

此外，国际癌症研究机构发现，喝咖啡实际上可能有助于减少某些癌症（结肠癌、前列腺癌、子宫内膜癌、黑色素瘤和肝癌）的发生概率。

在过去的几年里，咖啡似乎完成了一场逆袭，从电影里的反派逐渐成为一个具有矛盾性的英雄。

关于咖啡有许多悖论，比如理论上咖啡会让神经兴奋、升高血压，而研究却发现喝咖啡会降低患高血压的风险。另外，喝咖啡的人很多都有吸烟的倾向，而每天饮用咖啡却与心脏病发病率的降低有关。

研究显示，每天适度饮用咖啡与更长的寿命和更低的死亡风险相关，还可以将患 2 型糖尿病的风险降低 30%。

四川大学华西医院研究团队对近 40 万名参与者进行了约 12 年随访后发现，饮用咖啡与 30 种疾病发生的风险呈负相关，尤其是心血管代谢疾病、胃肠道疾病、男性的酒精相关疾病及女性的雌激素相关疾病。

因此，如果你对咖啡并不是非常敏感，那么咖啡完全可以作为健康饮食的一部分。

咖啡香味也提神

咖啡因是咖啡中的重要精神活性化合物，当我们喝咖啡的时候，咖啡因就会被吸收到血液中，刺激交感神经活动，并且咖啡因还可以通过血脑屏障进入大脑，对中枢神经系统产生刺激作用。咖啡因能刺激人的中枢神经，使人更加清醒，减少疲劳并让我们的注意力集中。

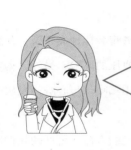

血脑屏障在大脑中处于血液与脑组织中间，由毛细血管的内皮细胞和神经胶质细胞组成。大脑是我们的司令部，所有到达大脑的物质都必须经过这层屏障过滤才能传达到大脑，以免其受到毒素和病原体的侵害。

更神奇的是，2019 年的一项研究表明，你甚至不用喝咖啡，只用闻一下咖啡的香味就可以提升认知表现。这项研究以 80 名年轻人为研究对象，他们被随机分为两组，一组闻咖啡粉，另一组则闻无味碳（木炭）粉末（安慰剂），5 分钟后对他们的认知参数进行测试。

研究发现，闻咖啡的人注意力持续时间、记忆质量、记忆速度以及警觉性都比基线水平有所提高；而对照组则没有变化。也就说明仅仅通过闻咖啡的香味，实验组的受试者的认知表现就变得更好了。2018年的一项研究也表明，在有咖啡香气的环境中工作的人工作表现更好。难怪这么多人愿意到咖啡厅办公呢！

所以对不适宜喝咖啡的人来说，可以尝试闻一闻咖啡的味道，来提高自己的注意力和记忆力哟！

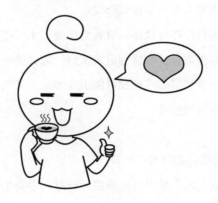

咖啡九问

平时在做科普的过程中，大家问到咖啡的问题还真的挺多的，这里简单地解答一下。

·空腹可以喝咖啡吗？

很多人都会问空腹可以喝咖啡吗？咖啡确实会对消化道产生多种影响，比如增加胃酸分泌，松弛食管括约肌，加重胃酸反流的发生，以及促进小肠的蠕动。随之而来的不良反应可能会是烧心感、食道灼烧感、腹泻等。

虽然有证据表明咖啡与消化性溃疡没有相关性，健康的人喝咖啡不会导致溃疡发生，但有胃溃疡症状的人，喝咖啡可能会加重溃疡或延迟溃疡愈合。所以可不可以空腹喝咖啡应该一分为二地来看。

肠胃健康的人可以空腹喝咖啡。

如果是本身存在胃溃疡、胃食管反流、十二指肠溃疡、炎症性肠病、肠易激综合征等胃肠道的疾病，或者处于胃肠道手术恢复期的患者，空腹喝咖啡确实可能引发不适，甚至加重症状，因此最好避免空腹喝咖啡。

· 什么时候喝咖啡最好呢？

人之所以会困，是因为大脑在运行过程中会生成腺苷。腺苷是一种神经调节剂，当大量累积的时候会使身体感到疲倦，想睡。

咖啡因之所以会有提神的效果，是因为它和腺苷长得很像，可以竞争性地和腺苷受体结合，让腺苷受体没法和腺苷相结合发出身体疲惫的信号，身体就会一直保持精神抖擞的状态。

在早上 6 点到 8 点，人体皮质醇激素的水平比较高，大脑中产生的腺苷也并不多，只要前一天晚上有充足的睡眠，早上应该是比较清醒的，这个时候喝咖啡的效果就不明显。当然，如果早上起来很困，来杯咖啡也是有用的。

随着时间进入上午 10 点左右，人体的皮质醇激素慢慢降低，腺苷也开始慢慢积累起来，这个时候喝一些咖啡，可以很好地达到提神的效果，持续保持较高的工作效率。

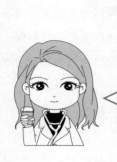

皮质醇是肾上腺皮质分泌的一种激素，在人体发生应激反应时，会大量分泌，维持较高的血糖和血压水平来应对刺激。

　　第二个非常适合喝咖啡的时间段是吃完午餐以后，下午 1 点到 3 点。由于午餐后血糖上升以及皮质醇下降，人脑袋容易昏昏沉沉的，在困意袭来之前就来一杯咖啡，阻断腺苷和腺苷受体的结合，可以很好地保持清醒的效果。

　　而对咖啡比较敏感的人，下午 3 点以后就不要再喝咖啡了。咖啡的代谢时间可能长达 8 个小时，下午 3 点以后喝咖啡会影响夜间睡眠。

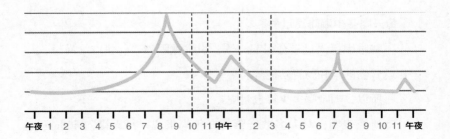

午夜　1　2　3　4　5　6　7　8　9　10　11　中午　1　2　3　4　5　6　7　8　9　10　11　午夜

· **什么是咖啡小睡（coffee nap）？**

现在还特别流行咖啡小睡。

就是喝完咖啡以后，马上小睡 20 分钟。

小睡可以清除大脑中的腺苷，在咖啡因进入脑细胞时减少其对腺苷受体的竞争，让咖啡因在大脑中占领更多的控制权，从而让你的警觉性更高。喝完咖啡小睡，起来以后就会非常清醒，一下午的工作状态都会非常好。

但是在准备咖啡小睡时喝咖啡有一些注意点。

首先，最好快速喝下咖啡。

这可以避免咖啡因在你还没有睡觉时就产生作用。所以这时选择不那么烫的咖啡会更好一些。

其次，最好选择黑咖啡或浓缩咖啡。

避免在其中加入糖、奶油或牛奶。因为以纯正的形式摄取咖啡因时，才能最大限度地发挥咖啡小睡的好处。

最后，还需要找一个舒适的地方喝咖啡，闭上眼睛，躺下或以放松的姿势坐下来，并设置 20 分钟的闹钟。即使你没有完全睡着，这也将帮助你的身体从咖啡小睡中获得最大的好处。

· **每天喝多少咖啡算过量？**

咖啡因摄入过量会引起心悸，引发睡眠障碍、焦虑、易怒，影响骨骼健康和肠胃功能等。

所以，咖啡喝多少算过量呢？

研究表明，对大多数健康的成年人来说，每天摄入 400mg

咖啡因似乎是安全的。

孕妇（包括准备怀孕的人）为 200—300mg / 天，儿童、青少年则为 2.5mg / kg / 天。

然而需要注意的是，没有任何标准能够完全适用于整个群体，实际应用须根据自身状况斟酌，此数据不该被视为咖啡因摄取量的上限或铁律。一般来说，如果每天喝超过 4 杯咖啡，就很容易出现上面说到的摄入过量的症状了。

400mg 的咖啡因相当于 3—5 杯煮好的咖啡（以每杯 240mL 计）、10 罐可乐或 2—4 份"能量饮料"所含的咖啡因。但需要注意的是，饮料中咖啡因的实际含量差别很大，尤其是能量饮料，所以一定要注意阅读标签和成分表！

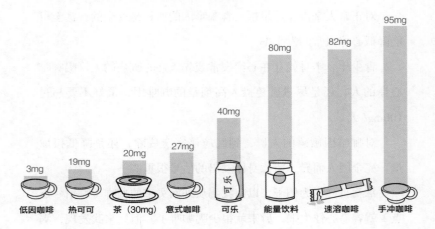

而且也不要妄想大量饮用咖啡来掩盖睡眠不足的问题。

例如，因为白天难以保持清醒状态而喝含咖啡因的饮料。但咖啡因使你晚上无法入睡，这会进一步缩短睡眠时间，造成恶性循环。

· 喝了咖啡心悸，还能喝咖啡吗？

目前大规模人群研究和随机对照试验都表明，在安全剂量下饮用咖啡和茶是安全的，甚至可能降低心律失常的发生率。

但咖啡因的兴奋作用确实可能会暂时提高血压和心率。

在实际生活中，也有很多人发现自己喝一点点的咖啡、奶茶等含咖啡因的饮品就心悸严重。有一些病例报道发现饮用高咖啡因饮料与随后发生心室纤颤之间的可能联系。

有一篇文章直接指出，需要提高公众对大量摄入含咖啡因饮品的潜在不利影响的认识，因为可能会发生严重甚至致命的心律失常事件。

以下是我个人的观点，不一定正确，供大家参考。

对正常人来说，适量摄入含咖啡因的饮料是安全的，甚至可能降低心律失常的发生率。

青少年、本身就存在心律失常或先天性心脏病的人、喝咖啡心悸的人，还是尽量避免摄入高剂量的咖啡因，最好不要超过100mg/ 天。

对咖啡因敏感的人群，到底应该完全戒除，还是降低摄取量，完全因人而异，留意身体发出的信号很重要。

拿我自己作为例子，以前我喝从外面买来的咖啡（哪怕一点点）就容易心悸失眠，后来就很少喝咖啡了。但后来我发现，喝自己买的现磨咖啡就要好很多，这可能和咖啡豆的品种以及咖啡的加工方式有关。现在我每天都会喝1—2 杯咖啡，也没有心悸失眠的困扰。所以如果你喝完咖啡出现心率与呼吸加快、失眠、烦躁、头痛、胃部不适等症状，下次就少喝一点或换成现磨咖啡试试。

所以喝咖啡一定要结合自身情况，找到最适合自己的方式和剂量，不要因为喝咖啡有很多益处，就不顾自身情况，大量饮用咖啡，这可能会让你很难受。

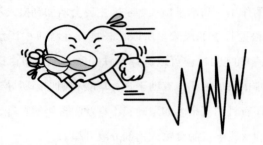

· 喝咖啡真的会导致骨质疏松吗？

咖啡因是一种弱的利尿剂，摄入咖啡因后 3 小时内尿液中钙、镁等含量增加，咖啡中的草酸也会妨碍钙的吸收。摄入的咖啡因越多，从体内排出的钙就越多。有研究表明，6 小时内摄入 800mg 咖啡因，会使尿液中的钙含量增加 77%。

因此，过量摄入咖啡因可能会导致体内钙失衡，从而存在影响机体骨骼健康的潜在风险。

但就目前的研究来看，对年轻女性和男性来说，如果膳食钙摄入充足，每天喝咖啡不超过 4 杯，并不需要太过担心喝咖啡会影响骨骼健康。而对绝经后的女性来说，若每天饮用 2 杯或 2 杯以上咖啡，骨折风险确实会明显增加（臀部骨折的风险增加 69%）。

因此，绝经后的女性想要喝咖啡的话，一天最好不要超过2杯。

此外，也尽量避免同时摄入过多含咖啡因的饮品和食物，比如茶、巧克力、奶茶、可乐等。

另外，钙摄入是否充足，对咖啡因摄入是否会影响骨骼健康起到关键的作用。高剂量摄入咖啡因主要会增加钙摄入不足人群的骨质疏松性骨折的风险。所以比较推荐在咖啡中添加一些牛奶，在外点咖啡的时候可以选择拿铁、摩卡、卡布奇诺或馥芮白。在咖啡中添加牛奶，有助于弥补草酸和咖啡因所导致的钙损失，甚至还有钙的富余。如果确实不喜欢喝含奶的咖啡，那么尽量将咖啡和含钙丰富的食物或钙剂分隔开摄入。

并且每多喝一杯咖啡，最好增加 19—37mg 的钙摄入。

· **喝咖啡会让人上瘾吗？**

咖啡确实是会让人上瘾的，这是因为定期、持续地摄入咖啡因会导致大脑化学成分发生变化——脑细胞可能会开始产生更多的腺苷受体，以此来补偿被咖啡因阻断的受体。

一般来说每天喝 2—3 杯咖啡，一到两周就可能形成依赖。

我们对咖啡的依赖一方面体现在生理层面，咖啡因阻断了腺苷对人体发送的疲倦信号，让我们精神抖擞，提升工作效率；另一方面体现在心理层面，你会越来越依赖咖啡给你带来的清爽的工作状态，咖啡独特的风味也会让你越来越无法自拔。

随着时间的推移，以前一杯咖啡给你带来的愉悦感，随着

"耐受性"的增加，现在可能需要两杯才行。

一旦一天不喝咖啡，就会出现头疼、疲劳、焦虑、易怒、心情沮丧、难以集中精神等症状，这被称为"咖啡因戒断综合征"。

所以如果你已经对咖啡产生了明显的依赖，并且每天喝咖啡需要达到4杯以上，那么建议你逐渐减少每天咖啡因的摄入量，并且增加睡眠时间。虽然突然"戒"咖啡因可能会让你难受几天，但不至于像瘾君子戒毒瘾那样严重，只要忍一忍，症状一般很快就会得到缓解。

· **咖啡应该怎么选才更有利于健康？**

大部分支持咖啡有益于健康的研究都是基于什么都不加的黑咖啡做的。

所以要想获得咖啡带来的益处，最稳妥的方式就是选择黑咖啡。

而对绝经后的女性、钙摄入不足的人和觉得黑咖啡太苦的人来说，可以选择在黑咖啡中加点奶。

由于条件限制，很多人会选择速溶咖啡。速溶咖啡是工业化的合成品，在一些特定环境下，如长途旅行时在火车上和飞机上是不错的咖啡代用品。但是在很多咖啡爱好者看来，速溶咖啡并不能算真正意义上的咖啡。速溶咖啡虽然也有一些咖啡的味道，但在合成过程中，咖啡中的诸多抗氧化物质和营养成分受到破坏，并且还添加了植脂末、糖精、防腐剂、色素等添加剂，不但对健康没有益处，长期饮用反而对身体有害。

所以，不建议长期饮用速溶咖啡。

另外市面上很多商品化的咖啡都添加了大量的糖分，会抵消掉咖啡对健康的益处。

如果可以的话，尽量选择无糖或少糖的咖啡。

也不要选择添加了奶油、巧克力等成分的花式咖啡，因为这种咖啡的热量会非常高。

咖啡是否过滤也对健康有一定的影响。

未经过滤的咖啡中含有的一些二萜类物质可能对血脂有影响，会增加血清总胆固醇、低密度脂蛋白胆固醇和甘油三酯水平。这些脂质异常是动脉粥样硬化的主要危险因素，会增加心血管疾病发生的风险。

根据不同的咖啡制作方式，直接冲泡获得的咖啡液，如浸泡式、虹吸式和压力式大多都是未过滤咖啡。大家可以尽量选择滴滤式咖啡，包括美式咖啡机制作、手冲咖啡或挂耳咖啡。

总的来说，滴滤式、未添加任何其他成分的黑咖啡或加入适量牛奶是最优的选择。速溶咖啡则是最不推荐的咖啡品类。

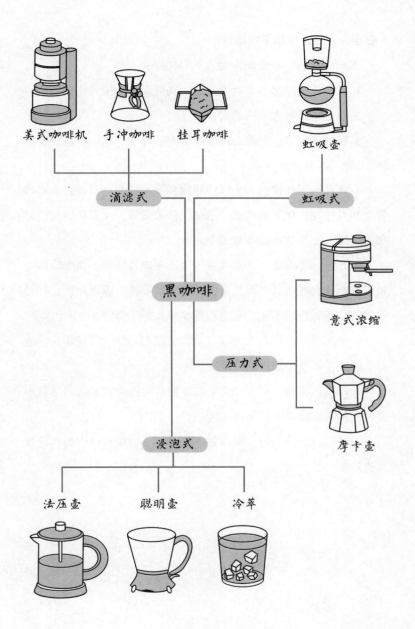

美式咖啡机　手冲咖啡　挂耳咖啡

虹吸壶

滴滤式

虹吸式

黑咖啡

意式浓缩

压力式

摩卡壶

浸泡式

法压壶　　聪明壶　　冷萃

· **哪些人应该少喝或不喝咖啡？**

下面就总结一下应该少喝或不喝咖啡的人群。

1. 患消化道溃疡、胃食管反流、肠应激综合征等疾病者。

2. 对咖啡因异常敏感的人。

3. 胆结石患者。咖啡会诱导缩胆囊素释放，从而促进胆囊收缩，诱发胆结石发作。

4. 正在服用药物的人。有些药物和草本补充剂可能会和咖啡发生相互作用，比如麻黄碱、茶碱、松果菊等，在服药期间应避免喝咖啡，更不要用咖啡来送服药物。

5. 儿童和青少年。儿童和青少年还在成长发育，而咖啡因过量摄入可能会导致其出现兴奋多动、头晕心悸、睡眠障碍、神经过敏等症状，所以不建议儿童和青少年太早喝咖啡。

6. 甲亢患者。甲亢患者本身就容易出现心悸、精神紧张等症状，喝咖啡可能会加重这些症状。

7. 高血压患者。对不经常喝咖啡的高血压患者来说，尽量不要一次喝太多咖啡，以免血压升高。

8. 绝经后女性。应少喝或者不喝咖啡，以免身体中的钙元素流失过多。

茶，东方的神奇树叶

大约在公元前 2737 年，茶在中国首次作为饮料和药物使用。从那以后，茶逐渐被引进各大洲，被各个国家的人喜爱。茶也是世界上仅次于水的消费量第二大的饮料。

茶之所以这么受欢迎，是因为它具有独特的清香，能给人带来放松愉悦的感受，且品种丰富，能满足不同人群的口味需求。

更重要的是，饮茶还可能给我们带来很多健康益处，比如抗炎、抗氧化、预防心血管疾病、调节血脂、保护神经、预防癌症等。

和咖啡一样，不加糖和脂肪的茶也可以成为健康饮食的一部分。

茶中含有丰富的植物化学物

之所以喝茶能给健康带来益处，主要是因为茶叶中含有非常多对人体健康有益的植物化学物，主要包含以下几类。

· 茶多酚

茶多酚也被称为"茶鞣质""茶单宁"，是从茶叶提取的多酚类化合物的总称，主要包括儿茶素类、黄酮、黄酮醇类、花青素类、酚酸、缩酚酸类及聚合酚类等。其中占比最高的为儿茶素类，占茶多酚总量的 60%—80%。

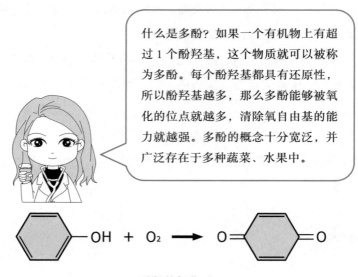

什么是多酚？如果一个有机物上有超过 1 个酚羟基，这个物质就可以被称为多酚。每个酚羟基都具有还原性，所以酚羟基越多，那么多酚能够被氧化的位点就越多，清除氧自由基的能力就越强。多酚的概念十分宽泛，并广泛存在于多种蔬菜、水果中。

酚羟基氧化后

儿茶素具有比较强的抗氧化性，可以帮助人体清除体内的自由基，减少氧自由基对染色体的破坏，预防基因突变，防止对遗传物质的破坏，从而可能在预防癌症方面起到一定的作用。

儿茶素也被认为是茶叶对人体有益的主要成分之一。

儿茶素又分为 L- 表没食子儿茶素（L-EGC）、D,L- 没食子儿茶素（D,L-GC）、L- 表儿茶素（L-EC）、D,L- 儿茶素（D,L-C）、L-表没食子儿茶素没食子酸酯（L-EGCG）、L- 表儿茶素没食子酸酯（L-ECG）。（儿茶素有几何构型和旋光异构，"L"表示该构型与 L- 甘油醛相近，"D"表示该构型与 D- 甘油醛相近。）L-EGCG是茶叶中含量最多，也是抗氧化能力最强的儿茶素。

然而凡事过犹不及，欧盟发布的针对儿茶素 L-EGCG 的风险评估报告指出，建议成人每人每天摄取儿茶素 L-EGCG 的上限为 800mg，否则可能有肝脏损伤的风险，但欧盟也强调儿茶素过量会导致肝功能异常因人而异。

好在儿茶素 L-EGCG 在茶水中的浓度没有多高，日常饮茶的话不太容易过量，因此不必担心伤肝的问题。但是一定要警惕长期过量饮茶以及过量使用儿茶素保健品。

虽然有实验说儿茶素抗氧化，但基本上都是体外实验，结果未必适用于人体。因此不要盲目购买含有儿茶素的保健品，否则不但起不到保健作用，反而伤肝。

· 茶色素

以前人们认为绿茶发酵以后，儿茶素等氧化物质会被破坏，导致红茶的保健功能不及绿茶，所以对茶的研究主要集中在绿茶上。然而越来越多的研究发现，红茶和绿茶同样具有保健功效。

比如 2022 年美国国立卫生研究院的研究学者开展的一项涵盖近 50 万人，平均随访了 11.2 年的大型前瞻性研究就发现，每天饮用 2 杯或更多杯红茶的人，死亡风险降低 9%—13%，其中每天饮用 2—3 杯健康益处最大。这不得不让人回过头来关注红茶中的有益成分。

事实上，茶叶在发酵过程中，儿茶素会氧化聚合，形成一些新的衍生物，主要包括茶黄素、茶红素和茶褐素。由于它们会影响红茶的汤色，故被统称为"茶色素"。

茶色素同样具有一定的抗氧化性，具有降低人体内氧化应激和炎症的功效。

目前有限的一些证据显示，茶色素可能起到预防癌症、降血脂等保健作用。

茶色素也被认为是红茶中的主要健康物质。

· 茶氨酸

喝茶之所以能让人放松，可能与茶叶中含有 L- 茶氨酸（以下简称"茶氨酸"）有关。茶氨酸是茶叶中特有的游离氨基酸，占茶叶总游离氨基酸的 60%—70%，占茶叶干重的 1%—2%，其化学名称为 N- 乙基 -γ-L- 谷氨酰胺。

茶氨酸可以穿过血脑屏障，调节大脑神经递质 γ- 氨基丁酸、多巴胺和血清素水平，对大脑产生一定有益作用，包括缓解焦虑和压力、提高注意力、提高认知表现等。还有研究显示，茶氨酸还可以促进大脑表面 α 波（松弛状态）的产生，使人体产生舒畅、愉快的感觉，但不会引起睡眠状态发生的 θ 波的数量增加。

也就是说茶氨酸有让人放松的作用，同时不会让人昏昏欲睡，而是让人处于一种放松但警觉的精神状态。

怪不得茶总是和静谧、禅定等概念联系在一起。

有研究显示，一天喝 3 杯茶的人患抑郁症的风险比不喝茶的人低 37%。

还有研究表明，在改善认知方面，茶氨酸和咖啡因可以起到一定的协同效应。当同时摄入茶氨酸和咖啡因时，受试者在计算能力、句子验证和整体警觉性方面有显著的认知改善；在认知表现、主体警觉性和复杂感官互动方面的改善也有文献报道。而茶当中就刚好同时含有这两种成分。

· 茶多糖

茶多糖是茶中具有一定生物活性的复合多糖的简称，由糖类、果胶、蛋白质等组成。其中糖类包括阿拉伯糖、木糖、葡萄糖、半乳糖、半乳葡聚糖等水溶性多糖。

茶多糖被发现具有良好的抗氧化活性，具有一定辅助降血糖的作用。但目前还缺乏高质量的证据。

· γ- 氨基丁酸

γ- 氨基丁酸（GABA）是一种重要的抑制性神经递质，主要功效是扩张血管，使血压下降，故可能起到辅助治疗高血压的作用。另外它还能改善大脑血液循环，增强脑细胞的代谢能力，有助于中风、脑动脉硬化症等的康复治疗。但茶叶中天然存在的 γ-氨基丁酸含量比较少。现在已经开发出了特殊的制备方法，可以使茶叶中的 γ-氨基丁酸含量达到普通茶叶的 10—20 倍。

· 其他

除了儿茶素、茶色素，茶中还含有很多抗氧化成分，比如我们熟知的花青素、槲皮素，不过含量都相对较少。

喝茶会给我们带来哪些益处？

基于以上这些植物化学物，茶可能在以下这些方面为我们的健康带来益处。

· 改善血脂水平

目前已经有不少研究表明，茶对改善血脂水平有一定帮助。

最近发表在《营养杂志》的一项荟萃分析，纳入了 31 项试验，共 3321 名受试者，结果显示，饮用绿茶可以帮助降低低密度脂蛋白胆固醇（LDL-C）和甘油三酯水平，但不影响高密度脂蛋白胆固醇（HDL-C）水平。

然而同一年发表的另一项荟萃分析则发现，短期（4—24周）饮茶对低密度脂蛋白胆固醇、高密度脂蛋白胆固醇和甘油三酯没有显著影响。

而另一项对中国 8 万人随访了 6 年的前瞻性队列研究发现，饮茶可以让高密度脂蛋白胆固醇水平随年龄增长而下降的速度放缓。

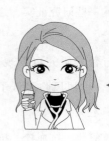

低密度脂蛋白胆固醇就是我们常说的"坏胆固醇"，它的升高往往预示着血管内皮炎症，伴随动脉粥样硬化、心脏病风险增加。因此低密度脂蛋白胆固醇的值越低越好。高密度脂蛋白胆固醇被称为"好胆固醇"，它主要负责将周围血管中受到自由基伤害的胆固醇带回肝脏重新利用。因此高密度脂蛋白胆固醇相当于血管的"清道夫"，它的值越高越好。

总结以上研究结果可知，饮茶对血脂确实存在有益影响，但也许需要比较长的时间才能显现出来。

·预防心脑血管疾病

目前的研究比较一致地发现，饮茶与降低心脑血管疾病的风险呈正相关。

发表在《欧洲预防心脏病学杂志》上的一项研究以中国 10 万多名成年人为研究对象，并跟踪了 7 年。

研究发现，有饮茶习惯的人（每周饮茶达 3 次以上）更不容易患冠状动脉疾病，或因任何原因（尤其是中风）而过早死亡。

习惯饮茶的人和从不饮茶或没有饮茶习惯的人相比，患动脉粥样硬化性心血管疾病的风险降低了 20%，死于动脉粥样硬化性心血管疾病的风险降低了 22%，全因死亡率（包括任何原因的死亡）降低了 15%。

习惯饮茶的人在 50 岁时，期望寿命延长了 1.26 岁。

研究显示，红茶效果似乎没有绿茶明显，这可能是由于中国人喝红茶的比例比较小。芬兰、荷兰及瑞典的一些研究证实，红茶也可以降低中风与冠状动脉疾病发生的风险。

2016 年发表的一项包含了 19 万名参与者的研究也发现，和几乎不喝茶的人相比，1 天喝 3 杯茶的人，中风风险降低了 21%，每天喝 6 杯茶的人中风风险更是降低了 42%。

茶中所含的黄酮类化合物不但可以起到抗氧化、抗血栓、抗炎、保护血管内皮的作用，还能改善冠状动脉血流储备。

此外，饮茶还可能通过调节血脂、血压和血糖，达到降低心脑血管疾病发生风险的作用。

怕得心脑血管疾病的人，可以尝试多喝茶！

· 预防癌症

在饮茶可以预防癌症这件事上，一直存在争议。

理论上讲，茶中富含很多抗氧化物质，可能起到减少自由基对 DNA 的损伤，从而达到抗癌的作用。但就目前的证据来说，饮茶和癌症发生风险的相关性证据是不充分和不确定的。

2019 年发表的一篇大型前瞻性队列研究，对来自中国的 45 万余名年龄在 30—79 岁的参与者随访了 10.1 年。

该研究发现，喝茶多的人更可能存在抽烟、饮酒等不良的生活习惯。

当研究者将研究对象限制在不抽烟也不过量饮酒的人群中时，发现喝茶最多的人（每天消耗茶叶＞4g）跟每周喝茶少于 1 次的人相比，患胃癌的风险反而升高，而肺癌、大肠癌、肝癌、乳腺癌和宫颈癌等癌症的发生风险没有变化。

然而 2020 年发表的一篇包含 64 项研究的网状荟萃分析，对饮茶和 25 种癌症的相关性进行分析后发现，饮茶和胃肠道器官癌症（口腔癌、胃癌、结直肠癌、胆道癌和肝癌）、乳腺癌、妇科癌症（子宫内膜癌和卵巢癌）以及白血病、肺癌和甲状腺癌的较低风险发生显著相关。

为什么不同研究间会出现这样的矛盾呢？

我认为可能和饮茶的习惯密切相关。研究表明，当茶水的温度在 55—60℃ 时，饮茶和患胃癌、食管癌的风险增加有关。

中国人特别喜欢喝热茶，这就可能导致在中国的研究发现饮茶会增加胃癌发生风险，而国外的大部分研究却支持饮茶和胃癌、口腔癌等发生风险降低相关。

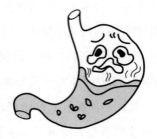

　　至于饮茶对各种癌症是否真的具有预防作用，还需要更多的证据来验证。

· 其他
　　目前还有一些研究支持茶的很多其他健康益处，比如保护神经、调节血糖、调节血压、降低体重等，但都需要更多的高质量研究证据进行验证。
　　虽然目前的研究总体上支持茶可能具备一些保健功能，但茶毕竟只是饮食，不是药物，能起到的预防作用有限，更不能用于治疗。
　　我们可以把它当成健康饮食的一部分，但不能指望不改变其他不良的饮食生活方式，光靠喝点茶就变得健康。

怎样喝茶才健康？

虽然茶本身是一种健康的饮品，但如果方式不对，也可能会影响到健康。

在喝茶的时候一定要注意以下几个问题。

· 不要养成喝热茶的习惯

前面讲到，中国很多人都有喝热茶的习惯，比如南方的盖碗茶，就是用开水冲泡，吹一吹就开始喝。世界卫生组织国际癌症研究机构已经将"超过65℃的食物"认定为2A类致癌物，并发出警告：饮用65℃以上的热饮，可能增加罹患食管癌的风险。

所以别小看"喝热茶"这件小事，如果养成每天喝热茶的习惯，娇嫩的食管在反反复复的"损伤—修复—损伤—修复"过程中，会发生癌变。

广东潮汕是食管癌高发地区，可能就和当地人喝功夫茶的习惯有很大关系。

建议饮茶时的温度最好控制在40℃以下。

· 不要喝浓茶

此前讲到喝茶的好处，喝的一定是淡茶，而非浓茶。

因为浓茶中会有高浓度的咖啡因。咖啡因如果摄取过量，例如突然喝进 250mg 咖啡因，会导致中枢神经系统过度兴奋，出现烦躁、失眠、心悸等不适症状。

浓茶中大量的草酸也会刺激到胃肠，影响对矿物质的吸收。

特别是一些特殊人群，比如孕妇、儿童、神经衰弱的人和心动过速的人，更不应该喝浓茶。

什么样的茶算浓茶并没有一个标准。但浓茶一般有以下几个特点：口味过于苦涩，颜色很浓甚至有点浑浊，等茶凉了之后，上面会漂一层茶油。

我经常看到有人一杯茶里面半杯都是茶叶，这明显就太浓了。

每次泡茶用 3g 茶叶，用 150mL 水冲泡，浓度会比较合适，也就是茶水比最好达到 1∶50。

· 喝茶要适量

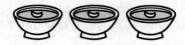

有人特别喜欢喝茶，一天基本上都用喝茶来代替喝水。这样很容易造成饮茶过量。

过量饮茶可能导致咖啡因摄入超标，可能会出现心悸、睡眠障碍、头痛等症状。另外茶叶中的儿茶素可能会影响非血色素性铁的吸收，增加缺铁性贫血的风险。前面也讲到，过量饮茶还容易导致儿茶素 L-EGCG 超量，可能引起肝脏损伤。

因此喝茶还是要讲求适量。但多少才算适量呢？

目前尚没有一个官方的推荐标准。我个人比较建议每天喝茶量为 2—4 杯（每杯 120mL 计），一方面可以获得茶带来的健康益处，另一方面也不至于咖啡因摄入超量。

· 不要过度洗茶

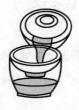

很多人在喝茶前喜欢洗茶，把第一次泡茶的水倒掉。

但无论什么茶，第一次冲泡浸出的量占可溶物总量的 50%—

55%；第二次冲泡一般约占 30%；第三次为 10% 左右；第四次只有 5%—10% 了。

特别是品质较高的茶，所含的有益成分在水中浸出更快，第一泡茶如果倒掉，会大大损失茶的营养价值。我个人认为洗茶没有太大的必要。

如果实在介意卫生问题或想要醒茶，洗茶时建议用温水，并且不要超过 30 秒。

从营养学角度来讲，茶叶冲泡尽量不要超过三次。

如前所述，前两次泡茶的茶水中含有茶叶中 80% 以上的营养成分。三次冲泡后茶中的营养物质所剩无几，口感也会变淡变涩。另外，对于一般的袋装茶包，由于加工过程中经过揉搓，叶细胞受到一定程度的破坏，冲泡一次就可以换了。

· **不要喝隔夜茶**

隔夜的水可以喝，但隔夜的茶就不建议喝了。隔夜茶其实属于放置过久的茶，由于茶叶当中含有少量的碳水化合物和蛋白质，又在常温、潮湿的环境中，时间一久，很容易受环境污染，滋生细菌或产生霉菌。

因此，隔夜茶或者说放置时间超过 8 小时的茶就最好不要喝了。

· 不要用茶水送服药物

由于茶的成分比较复杂，特别是其中的儿茶素、生物碱等成分可能会和药物发生反应，比如含矿物质的药物：钙制剂、铁制剂、铝制剂等，会和儿茶素在肠道结合，影响吸收。儿茶素也会和消化酶类的制剂结合，降低酶的活性，降低药效。镇静、催眠类的药物也会由于茶中咖啡因的作用降低效果。此外一些抗生素如果和茶一起服用，可能会失去抗菌活性，同时增加毒副作用。

虽然并不是所有的药物都不能和茶同服，但安全起见，服药和喝茶最好间隔 2 个小时以上。

· 避免喝这两种茶

首先是减肥茶。

茶只是幌子，其中真正起作用的并非茶，而是添加的其他成分，最常见的就是导泻剂，腹泻可以让你快速脱水，造成体重下降的假象。这种减肥茶具有依赖性，一旦停止饮用，体重很快就会反弹。而长期服用会导致胃肠功能紊乱，内分泌紊乱，甚至得厌食症。

所以，减肥茶并不是具有减肥功能的"茶"，对健康的危害极大，一定不要碰。

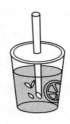

其次是含糖的茶饮料。

目前市面上很多的茶饮料由于热处理以及储存后儿茶素被破坏失活，营养价值相比新鲜茶汤有所降低。

有的还添加了大量的糖，这样的茶饮料其实就是含糖饮料，不但没有健康益处，喝多了反而会给健康带来危害。

关于茶的一些常见的问题

· 茶也含有咖啡因，但为什么没有咖啡提神？

茶叶中的主要生物碱有三种：咖啡碱（就是咖啡因）、茶碱和可可碱，它们都具有刺激神经的作用。虽然只有茶中含有茶碱，但令人意外的是，茶中含量最高的生物碱不是茶碱，而是咖啡碱。咖啡豆里咖啡因的含量为 1%—2%，茶叶里咖啡因的含量是 2%—4%，跟咖啡相比，茶里的咖啡因含量比咖啡豆还多一倍。那为什么喝茶不像喝咖啡那样提神，也不会让人喝了容易产生心悸、亢奋的感觉呢？主要有以下两点原因。

一是泡茶所用的茶叶的干重比泡相同量咖啡所用的咖啡豆的干重轻很多。

一杯 250mL 的绿茶的咖啡因含量大概是 25mg。而同样一杯咖啡中的咖啡因含量可以达到 80—115mg。

二是茶中的茶氨酸能缓解咖啡因对人体的兴奋和刺激作用。

所以，喝茶后人的感觉多是清醒、平静，而喝完咖啡则会感觉刺激、亢奋。

虽然茶给人感觉不如咖啡提神，但可以让人清醒且平静，同时可以提高专注能力和认知能力，提高工作效率。如果喝不了咖啡，那么工作或学习的时候来一杯茶也是不错的选择。

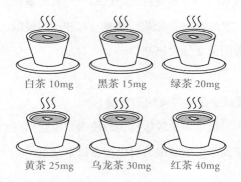

白茶 10mg　　黑茶 15mg　　绿茶 20mg

黄茶 25mg　　乌龙茶 30mg　　红茶 40mg

· 咖啡和茶一起喝可以吗?

咖啡和茶都含有咖啡因,很多人就会担心,如果喝了咖啡再喝茶会不会更睡不着觉了? 于是陷入纠结: 到底是喝咖啡,还是喝茶呢?

其实不用选,咖啡和茶放在一起喝,只要总体咖啡因不超量,并不会让你更加睡不着。相反,前面也讲到茶叶中的茶氨酸还会拮抗一部分咖啡因的作用。

此外,目前的研究显示,茶和咖啡一起喝,反而更好。

一项包含约 36 万名 50—74 岁的英国人,对他们进行跟踪随访 10—14 年的前瞻性队列研究发现,咖啡和茶联合饮用与中风、痴呆风险降低相关。每天饮用 2—3 杯咖啡,并且饮用 2—3 杯茶的人群,中风风险降低了 32%,痴呆风险降低了 28%。

咖啡和茶中都富含多酚类抗氧化物质,可以互相增益,在血管和认知功能保护上起到更大的帮助。

现在还有一种非常受欢迎的饮品——鸳鸯拿铁,正是咖啡和茶的搭配,是红茶或乌龙茶与咖啡一起冲调而成的,有兴趣的朋友可以参考附录 2 的食谱制作。

· 如何尽量减少茶中咖啡因的含量?

有些人对咖啡因比较敏感,即使喝茶也会出现心悸,或者是想晚上喝茶而不影响睡眠,可以注意以下几点。

缩短冲泡时间

茶冲泡的时间越长，咖啡因析出就越多。比如红茶冲泡 3 分钟，只有 20—40mg 咖啡因析出；但如果冲泡 4 分钟，咖啡因就会成倍地析出。所以如果怕茶中咖啡因含量过多，可以将泡茶的时间缩短到 3 分钟以内。

尽量喝淡一些的茶

比如把茶水比降低到 1∶50 以下，但仍然要适量。

饮用冷泡茶

采用冰水来冲泡茶叶，可以大大减少其咖啡因的析出，同时还可以让茶氨酸更大程度地释放来拮抗咖啡因的作用。并且冷泡茶中咖啡因、儿茶素等苦涩物质较少，茶氨酸较多，味道会比较甘甜，不喜欢苦味的人应该会喜欢。

倒掉第一泡的茶汤

将茶叶浸泡约 45 秒后，就倒掉茶液，接着加更多热水泡第二次。第一泡时大约会析出八成的咖啡因，如此一来就能去除大部分的咖啡因了。但这种做法会损失茶中的很多有益成分。

选择非真正意义上的茶

有些茶虽然叫茶，但其实不是真正意义上的茶，并不含咖啡因。如果实在不耐受咖啡因，又想喝点茶，就用它们来作为代替品，比如粮食茶（如大麦茶、荞麦茶）、花果茶（如菊花茶、玫瑰花茶）、物茶（如决明子茶、蒲公英茶、洋甘菊茶）等。

· 经常喝茶牙齿会变黄吗？

很多喝茶的人牙齿变黄主要有以下三个原因。

1. 茶多酚。

茶叶中的多酚类氧化物本身可以起到保护牙齿的牙釉面，防止牙齿"被上色"的作用。然而如果长期不刷牙，茶多酚就会附着在牙齿表面，起一层"茶锈"。

2. 氟。

茶叶中都含有一定的氟，当浓度适量时可预防龋齿。比如饮用 4g 普洱茶，冲泡浓度为 0.5% 的茶汤，就能达到安全有效的防龋齿剂量。然而如果茶泡得太浓，氟摄入量太多，反而会损伤牙齿，形成色素牙。

3. 喝茶，特别是喝浓茶的人，很大可能也是喜欢抽烟的人，而抽烟也会导致牙齿变黄。

因此，并非经常喝茶会使牙齿变黄，而是那些饮用泡得过浓或饮用过多的茶，不注意口腔卫生或同时存在抽烟习惯的人的牙齿容易变黄。

如果每天只摄入 10g 左右的茶，做到早晚刷牙，饭后漱口，牙齿是不会因为喝茶而变黄的。相反，适量喝茶对牙齿健康还有好处。

· 如何保存茶叶？

茶叶最怕潮湿、变味。

最好用锡瓶、瓷瓶、有色玻璃瓶来装茶叶，其次可选用铁盒、木盒、竹盒等。最好不要用塑料袋和纸盒保存茶叶。

装有茶叶的容器需要放在干燥通风处，并且不能和有强烈气味的物品放在一起，如樟脑、药品、化妆品、香烟、洗涤用品等。

· 茶叶是怎么分类的？

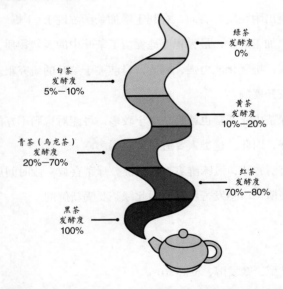

绿茶
发酵度
0%

白茶
发酵度
5%—10%

黄茶
发酵度
10%—20%

青茶（乌龙茶）
发酵度
20%—70%

红茶
发酵度
70%—80%

黑茶
发酵度
100%

茶确实是一门学问，一般来说根据应用的制作方法和茶多酚氧化（发酵）程度的不同，茶可以分为六大类，即绿茶、白茶、黄茶、青茶（乌龙茶）、红茶、黑茶。这里简单地介绍一下各种茶的特点，您可以根据自己的情况和喜好进行选择。

绿茶

发酵类型：不发酵。

代表品种：西湖龙井、洞庭碧螺春、黄山毛峰、竹叶青、峨眉雪芽、信阳毛尖等。

加工方式：杀青（蒸煮或用平底锅烧制，使茶叶中的酶失活，防止茶叶的酶促发酵）、揉捻（利用机械或手的力量，使茶叶转动，相互摩擦，一是使茶叶成条形，二是使茶叶中的细胞破碎，茶汁溢出附在茶叶表面，有利于增加茶汤浓度）、干燥。

特点：加工最少，最大程度地保留了茶叶中的天然物质，儿茶素含量高，抗氧化能力强，因此，目前关于茶叶的研究很多都是围绕绿茶开展的。

由于绿茶中儿茶素也就是茶单宁较多，可能对胃肠不好的人不是很友好，因此，这类人要避免空腹喝。

绿茶有清香味，滋味鲜爽，但微涩。绿茶存放一段时间后会变得滋味淡薄，口感发苦发涩，因此绿茶要喝新鲜的。

白茶

发酵类型：微发酵，5%—10%。

代表品种：白毫银针、白牡丹、贡眉、寿眉等。

加工方式：萎凋、文火烘干或晾晒等。

特点：白茶的加工不揉不炒，而是让茶叶在自然状态下发生轻微的酶促发酵，可以最大程度地保留茶叶中原有的营养成分。甚至有研究指出，在对抗氧化应激和 DNA 损伤方面，白茶似乎比绿茶更胜一筹。

而且白茶非常耐放，和绿茶相比，白茶要更加昂贵，越老的白茶反而越值钱。白茶新茶口感鲜醇。白茶老茶经过存放，口感会变得更加温和，香气也会更加成熟、饱满。

黄茶

发酵类型：轻发酵，发酵程度在 10%—20%。

代表品种：君山银针、蒙顶黄芽、北港毛尖、远安黄茶、霍山黄芽、沩江白毛尖、平阳黄汤、皖西黄大茶、广东大叶青、海马宫茶等。

加工方式：杀青、闷黄、干燥等。

特点：黄茶的生产过程类似于绿茶，但多了一个步骤，叫作闷黄——将杀青后的茶叶趁热堆积，这时叶绿素被分解，绿色减退，黄色便显露出来。"黄叶黄汤"也是黄茶的特征。

同时，茶多酚在湿热作用下非酶性氧化，苦涩味会有所降低，茶中可溶性糖的含量增加，使茶滋味甘醇。糖和氨基酸转化为挥发性醛类，产生独特的芳香。黄茶的发酵程度不算高，仍然保留大部分的儿茶素及其他的一些天然物质。

青茶（乌龙茶）

发酵类型：半发酵，发酵度在20%—70%。

代表品种：武夷岩茶（大红袍）、铁观音、冻顶乌龙茶、凤凰单枞等。

加工方式：萎凋、做青、杀青、揉捻、干燥等。

特点：做青是乌龙茶制作的重要工序，具体来讲就是在茶叶萎凋后，将其放在机器中经过"摇动—静置"的循环过程，导致茶叶产生一系列的化学变化。叶片在相互碰撞过程中，叶缘细胞被破坏，发生轻度酶促氧化，因此叶片边缘呈现红色，而叶中部则转变为黄绿色，被形容为"绿叶红镶边"。

乌龙茶兼具红茶及绿茶的特点，既有红茶的浓鲜味，又有绿茶的清香。在营养价值上，乌龙茶也具有儿茶素以及儿茶素发酵生成的茶黄素、茶红素等成分。

红茶

发酵类型：全发酵，发酵程度在70%—80%。

代表品种：祁门红茶、正山小种、阿萨姆红茶、大吉岭红茶、锡兰红茶、川红、滇红等。

加工方式：萎凋、揉捻、发酵、烘干等。

特点：红茶的特征是具有红茶、红汤、红叶以及香甜味醇。

其中发酵是将揉捻后的红茶暴露在空气中，使茶叶里的多酚类物质在多酚氧化酶的作用下氧化为茶黄素、茶红素等新成分，这也是红茶冲泡后的茶汤和叶底色呈红色的原因。红茶的香气也从原来的茶叶清香转化为果香、甜花香等自然香气。

由于红茶中儿茶素大大减少，因此对胃的刺激性也比较小，较为温和，同时使得红茶不含苦涩味，口感偏醇厚甘甜，非常适合用来做奶茶。研究发现，红茶可能具备和绿茶相当的抗氧化、抗炎的作用。

黑茶

发酵程度：后发酵（在加工后自然存放较长时间让茶叶继续转化），发酵度在 100%。

代表品种：云南普洱茶、四川藏茶、安徽黑茶、湖南黑茶、湖北青砖茶、陕西泾阳茯砖茶、广西六堡茶等。

加工方式：杀青、揉捻、渥堆、干燥、蒸压等。

特点：黑茶顾名思义，茶叶外观呈黑色，茶汤为明黄色。

渥堆是黑茶制造中特有的工序，指的是将揉捻后的茶叶，趁着余热未散，堆放成一定高度后洒上水，再裹上湿布或麻袋。在微生物、湿热和氧化的共同作用下，茶叶中的营养物质，如茶多酚、糖、蛋白质、氨基酸、咖啡因等主要物质发生氧化、分解、合成等一系列化学反应，形成黑茶独特的风味和品质——醇和甘甜、浓稠顺滑、柔和不刺激，并带有独特的发酵香气，一些优质的黑茶还会带有回甘味。

黑茶由于其独特的感官特性、多样的生物活性成分和显著的生物学功能以及健康益处，受到越来越多的关注。

· 什么是花茶？

正宗的花茶其实并不是用花瓣直接做成茶，而是以绿茶、红茶、白茶或者乌龙茶作为茶坯，经过再加工而制成的茶，是中国特有的一类再加工茶。

人们利用茶善于吸收异味的特点，把茶坯和带有香味的鲜花放在一起焖，等茶吸收香味后再把干花去除（有的花茶并没有去除花瓣）。

这样做出来的茶，既保持了浓郁爽口的茶味，又有鲜灵芬芳的花香。

根据其所用的鲜花品种不同，可以分为茉莉花茶、玉兰花茶、桂花茶、珠兰花茶、玳玳花茶、森林小聪花茶、素馨花茶等。

· 什么是抹茶？

说到抹茶，很多人都会觉得它是日本的茶。实际上，抹茶最早起源于中国的隋朝。

抹茶正统的写法应该为"末茶"，意思是"茶的粉末"。在宋朝时期达到顶峰，并发展出了抹茶完整的饮用方法——点茶。到了明朝，中国开始流行用茶叶泡汤弃渣的喝茶方式，唐宋茶韵也随之消散。然而点茶由镰仓时代的荣西禅师传入日本以后，深受日本人民的喜爱和推崇，逐渐演变为今天日本的抹茶茶道，成为日本国粹。

抹茶粉并不等同于绿茶粉。

抹茶主要由绿茶制作而成，但制作过程比较考究。首先是在选材上，抹茶茶叶只会使用春茶，因为它的香气较佳，苦涩物也较少。而且用来制作抹茶的茶叶在采摘前会先覆盖 20 多天，减少阳光的照射，以增加茶氨酸和叶绿素的生成。用抹茶茶叶（又被叫作"碾茶"）制成的茶汤，苦涩味道少，回味甘甜，颜色鲜绿。

从制作上来看，抹茶和绿茶一样都是茶叶摘取后蒸制，但抹茶在蒸制完并不进行揉捻，而是将茶叶烘干，将叶脉除去，留下叶片部分，用天然石磨慢慢碾磨成超细的粉末，让叶绿素与茶香充分暴露。据说石磨碾磨出的抹茶粉会带有海苔的香味。

而绿茶粉在制作上就没那么讲究，使用机器瞬间粉碎，比抹茶粉末要粗得多，不够细腻，味道也偏苦涩。因此，市面上销售的绿茶粉和绿茶碎的色、香、味与真正的抹茶粉相比有天壤之别。

抹茶比绿茶营养价值更高吗？

抹茶和绿茶含有的营养成分类似，包括茶多酚、咖啡因、游离氨基酸、叶绿素、蛋白质、纤维素、各种维生素和矿物质等。

然而普通绿茶茶叶里真正溶于水的部分仅仅为 35%，大量的不溶于水的有效成分都被人们当作茶渣扔掉了。

而抹茶粉是整片茶叶研磨而成的，在营养的摄取上，会比茶叶更为完整。各种维生素和矿物质在抹茶中可以全部释放出来。

各种抗氧化成分的含量也会比绿茶要多，比如每杯抹茶中儿茶素 L-EGCG 的含量至少是绿茶的 3 倍，茶氨酸含量至少是绿茶的 5 倍。喝一杯抹茶可能会得到相比绿茶成倍营养素的摄入。

从有益营养素含量的角度来讲，抹茶的营养价值确实高于普通绿茶。

抹茶中咖啡因含量如何？

抹茶是将茶叶磨成粉，因此在冲泡的时候咖啡因也更容易析出到茶汤里。一杯绿茶的咖啡因含量大概是 25mg，而一杯抹茶的咖啡因含量则达到了 55—130mg，与咖啡相当。

虽然咖啡因含量并不少，但抹茶中也含有丰富的茶氨酸，可以拮抗咖啡的效果。

所以喝抹茶不像喝咖啡那么刺激，在让人保持清醒、提高工作效率的同时，不容易导致咖啡因成瘾。

2018 年 10 月发表在《营养学》杂志上的一项小型研究表明，喝抹茶有助于降低由压力引起的焦虑。所以抹茶也是很好的咖啡替代品。

但如果是对咖啡因比较敏感的人或是孕妇，还是要记住，抹茶以及含抹茶的食品也是含有咖啡因的。

购买抹茶时应该注意什么？

抹茶分为很多等级。

浓茶标准最高（包括天授、长安、永寿、云鹤、金轮等），其次是薄茶（包括和光、又玄、五十铃、青岚等）。浓茶和薄茶都适合泡茶，但档次更低的抹茶粉则只适用于烘焙，不适合直接喝。

等级越高的抹茶粉颜色越是呈现翠绿色。

品质较差的抹茶粉则偏黄绿色，而绿茶粉的颜色比较暗。如果发现抹茶粉颜色过深过绿，可能是混入了绿茶粉或是加了色素。

优质的抹茶味道清香而回甘无涩味；假抹茶和劣质抹茶则没有优质抹茶浓，且味道会有点苦。

优质的抹茶粉末细腻且均匀，假抹茶和劣质抹茶则颗粒较粗且不够均匀。

抹茶粉是不可溶的物质，泡出来是比较稀的，即使粉末极细，久置也会出现沉淀。如果冲泡后觉得茶汤浓稠，茶粉和水融合均匀，不会沉淀，很可能是添加了糊精；如果冲泡后很快出现沉淀，则可能是绿茶粉。

从保质期来看，优质抹茶粉的保质期一般在6—12个月。

假抹茶粉和劣质抹茶粉的保质期可能达到2年以上，甚至放置多年也不会坏。

一些抹茶饮品中添加了大量的糖，比如某品牌450mL的抹茶拿铁中含有32g糖，这样一来，抹茶的健康益处就会大打折扣。

正宗抹茶粉的价格并不便宜，低于500元/斤的抹茶粉，大概率是绿茶粉冒充的。

如何保存抹茶？

抹茶粉如果保存不当，品质会快速下降。在保存抹茶时需要注意以下几点。

1.避光保存。一般原包装就是不透光的锡箔包装，就不要再倒到其他容器里。

2.低温保存。最好是放入冰箱中冷藏，用过后也尽快放入冰箱。

3.密封保存。使用后，排出袋子里的空气，并把抹茶袋口封紧。

抹茶的基本泡法。

在茶道文化中，点茶是个非常复杂的过程。

准备材料：抹茶粉、茶勺、茶筅，还有抹茶碗、温开水、热水。

步骤：

1.烫洗茶具。

用沸水烫洗茶筅以及茶碗，让茶碗均匀受热，然后倒掉沸水，用纸巾或者干净的软布擦干茶碗中的水分。

2.置入抹茶粉。

用茶勺舀大约 2g 的抹茶粉放入烫洗好的茶碗中，为了避免茶粉结块，可以先用筛网过筛。

3.调膏。

往已经加入抹茶粉的茶碗中加入适量的温开水（65℃左右），

大概浸过抹茶粉，用茶筅顺时针均匀散开抹茶粉。如果有结块，可以用茶筅按开，再轻柔地紧贴茶碗搅拌。

4. 打制抹茶。

当茶碗中的抹茶粉已经完全化开，可以加入 80℃的热水到茶碗 2/3 的位置（大约 60mL），继续用茶筅以"M"形快速拍打茶汤，打出细密的泡沫后，就可以饮用了。

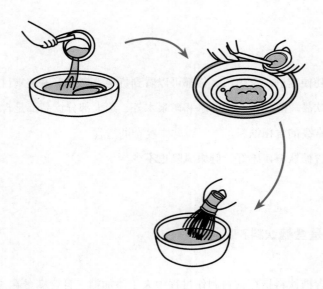

含糖饮料的防沉迷指南

　　随便走进一家超市，你都可以看到货柜上摆放着琳琅满目的各种饮品。除少量的纯净水和矿泉水外，绝大部分饮品都是含糖量非常高的含糖饮料。

　　含糖饮料口感好，健康风险也不少。

什么是含糖饮料？

　　含糖饮料指在饮料制作过程中人工添加糖，且含糖量在 5% 以上的饮料，包括含糖的碳酸饮料、果蔬汁饮料、运动饮料、茶饮料、含乳饮料、植物蛋白饮料和咖啡饮料等。

　　添加糖，又叫游离糖，指的是从一些天然食物中提取出来的，没有和其他营养物质绑定，单纯只提供能量的一种有甜味的调味品。包括蔗糖（白砂糖、冰糖、红糖）、葡萄糖和果糖等，也包括食品工业中常用的果葡糖浆、麦芽糖浆等淀粉水解产品。

因此，在水果和蔬菜中天然存在的糖、奶中的糖、谷薯杂豆中的淀粉等都不算在添加糖之列。

根据《食品安全国家标准 预包装食品营养标签通则》（GB 28050—2011），如果每100mL饮料中含糖量≤5 g，则可以称为低糖饮料；含糖量≤0.5 g可称为无糖饮料。

如果饮料包装没有特别标注"无糖"或"低糖"字样，一般碳酸饮料、果味饮料、茶饮料等的含糖量基本都＞5%。

例如，普通碳酸饮料（如可乐、柠檬味汽水、橙味汽水等）的含糖量约10%，茶饮料约5%—10%，常见凉茶饮料约9%。含糖量≥11.5g / 100mL的饮品则属于高糖饮料。

比如一瓶500mL的可乐含糖量就高达52g，相当于13块方糖。《中国居民膳食指南（2022）》建议，每人每天添加糖摄入量不超过50g，最好控制在25g以下。也就是说，一瓶可乐的含糖量就超过了一个人全天添加糖的限量。

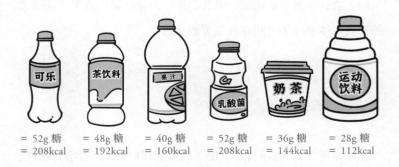

可乐	茶饮料	果汁	乳酸菌	奶茶	运动饮料
= 52g 糖	= 48g 糖	= 40g 糖	= 52g 糖	= 36g 糖	= 28g 糖
= 208kcal	= 192kcal	= 160kcal	= 208kcal	= 144kcal	= 112kcal

为什么含糖饮料那么多糖你也能喝下去呢？

如果让你一口气吃十几块方糖，你可能会说"臣妾做不到啊！"但是将这些糖兑成糖水，它们就像瞬间隐身了一样，让你一口气喝下也不是难事。

一般来说，当我们摄入含能量的食物的时候，大脑会分泌"饱腹感"激素，让我们自动调整摄入量，不至于摄入过多的能量。然而通过饮用的方式摄入含糖物质却不会引起"饱腹感"激素释放，大脑接收不到已经摄入能量的信号，我们也就感受不到饱。

研究发现，人们在饮用了热量不低的含糖饮料后，并不会减少对其他食物的摄入。

相反，有研究还发现，短期摄入含糖饮料后还可能会减少饱腹感，增加食欲，让我们吃得更多。

因此，含糖饮料成了添加糖摄入的重灾区，同时也成了额外能量摄入的重要来源和诱因，极易导致能量摄入超过每日需求，久而久之，导致体重增加，引发肥胖。大量的研究表明，饮用含糖饮料与体重增加之间存在显著相关性。

含糖饮料真的会让人上瘾吗？

应该很多人都有同感，有时只是看到别人喝含糖饮料或看到含糖饮料的广告，就会特别想念含糖饮料的味道，感到百爪挠心。有的人甚至已经养成习惯，每天到了某个时间点就会忍不住去买一瓶含糖饮料来喝。

糖为大脑的每个细胞提供能量。

你的大脑也将糖视为一种奖励，这使你不断地想要更多的糖。

如果你经常吃很多糖，你就是在强化这种奖励，这会让你很难改掉这个习惯。

糖在人类生命活动中有着无可代替的作用，它为机体的生命活动、生长发育提供必需的能量，也参与机体的代谢活动和物质的合成。正因为糖很重要，在人类的进化过程中，大脑对糖的向往已经被深深地刻在基因里了。

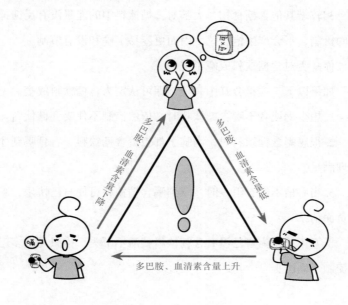

当我们摄入含糖饮料的时候，大脑为了奖励这种行为，会释放多巴胺和血清素，让我们感到愉悦。久而久之，潜意识就会将含糖饮料和这种愉悦感牢牢地捆绑在一起，从而让我们对含糖饮料上瘾。

爱喝含糖饮料的"糖瘾"是否属于成瘾行为尚有争议，但是确实会启动类似成瘾物质的神经回路，很多人都可以切身感受到"不喝不行""越喝越甜""没喝就很烦躁"的成瘾症状。

《王牌特工2：黄金圈》中女反派有这么一句台词让我印象深刻：

"糖的成瘾性是可卡因的八倍，致死的可能性也有五倍之多，但糖是合法的，所以你请便，尽管加。"

相较于其他含糖食物，大脑对含糖饮料中的能量没有反馈抑制的机制，不会产生饱腹感，因而更容易上瘾和没有节制。

你是否对含糖饮料成瘾了呢？

如果以下三项符合其中一项，即可认定为含糖饮料成瘾。

1. 想少喝或者不喝含糖饮料时，依然控制不住喝含糖饮料。

2. 很想喝含糖饮料时，满脑子都想着含糖饮料，直到喝到才心理满足。

3. 当心情不好、沮丧时，感到喝含糖饮料可使自己快乐，减少负面情绪。

千万不要认为自己没有含糖饮料就活不下去，你只是被多巴胺控制了而已！

含糖饮料喝多了会带来什么危害？

很多人都觉得，生活都这么苦了，喝点甜的也不行吗？再说，就喝点含糖饮料能对健康产生多大的影响呢？

· 含糖饮料会让人肥胖，且慢性病缠身

著名医学杂志《循环》上发表过一项研究：美国塔夫茨大学研究人员统计 1980—2010 年之间 51 个国家超过 61 万人的膳食数据后发现，全球每年含糖饮料导致的死亡人数达到几十万人。

短期饮用含糖饮料会加重糖代谢负担，引发身体炎症反应。

这种影响不特异也不明显（可能就是长几颗痘痘），所以会被很多人忽视。

可是由于含糖饮料有一定的成瘾性，人们很容易养成长期频繁饮用的习惯，会让身体在潜移默化中出现各种问题，直至患上各种疾病。从这个角度讲，含糖饮料像是一种慢性毒药。

就目前的证据来讲，含糖饮料除了会导致肥胖，还会导致糖尿病、高尿酸血症、脂肪肝、心血管疾病，甚至会升高一些癌症的发病风险。

这样说来可能会有点抽象，这里强烈建议大家看一部叫作《一部关于糖的电影》的纪录片。这部纪录片是演员兼导演达蒙·加梅乌拍摄的。达蒙把自己当小白鼠，连续 60 天，每天吃 40 勺糖（约 160 g），但是每天总能量摄入和之前相同。他还请了一支医疗团队，来监测整个实验过程中自己身体的变化。

达蒙本来是一个没有任何健康问题的人，但在经历了这项挑战之后，不但体重长了 8.5kg，腰围长了 10 厘米（原来的腹肌变成了大肚腩），还出现了非酒精性脂肪性肝病和胰岛素抵抗。人也像老了好几岁。

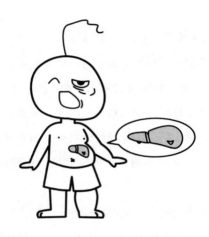

　　这部纪录片非常直观地让我们看到了超量糖分摄入对身体的改变。

　　当然这只是个例，说服力不够强，但结合大量的研究证据，我们完全可以相信，超量添加糖的摄入，可以在较短时间，比如几个月之内，快速地使你的健康状况恶化。而添加糖的主要来源之一就是含糖饮料。

　　你可能觉得 160g 糖太多了，但是从前面的含糖饮料就可以发现，很多糖都是隐藏在食物中的。两瓶含糖饮料的含糖量就能超过 100g，再加上各类含有添加糖的预包装食品，一天摄入超过 160g 糖真的并不是一件太难的事，而这个量也是澳大利亚人每天糖的平均摄入量。

研究中，达蒙还控制了总热量，摄入的都是我们认为比较健康的食物（比如酸奶、麦片、果汁、吐司等），尚且是这样的结果，那么平时生活中不注意控制食物摄入量，且摄入更加垃圾的食品（比如含糖饮料、饼干等），对身体的影响势必会更明显。

· 含糖饮料会让你牙齿坏掉

对儿童来说，含糖饮料的危害主要体现在影响牙齿发育。如果长期饮用含糖饮料，极易形成龋齿。

特别是碳酸饮料，对牙齿的危害更大。

碳酸饮料中往往含有碳酸、磷酸和柠檬酸，特别是后两者，酸度比较高，对牙齿有较强腐蚀作用，易造成化学损害。而碳酸饮料中同样含有大量的糖分，致龋菌会发酵牙齿中残留的糖分，产生酸性物质，对牙齿造成生物性损害。两者加成，对牙齿而言，无疑是摧毁性的。

同样在《一部关于糖的电影》中，有一个让人特别揪心的片段，在美国肯塔基州的一个小镇上，很多小孩从小就养成了饮用含糖饮料的习惯，有的大人甚至会让两三岁的小孩用奶瓶喝果汁和含糖饮料。影片采访了一名 17 岁的男孩拉里·哈蒙思，他从两三岁开始喝含糖饮料（主要是碳酸饮料），一天喝四五瓶。在采访时他的牙齿已经基本上快掉完了，需要拔掉 26 颗牙齿，再全部安上假牙。不要忘了，他才 17 岁。

现在含糖饮料种类丰富，各种广告宣传铺天盖地。让人担心的是，我国儿童和青少年的含糖饮料消费比例和消费总量均呈明显上升趋势。儿童和青少年摄入过多的含糖饮料，不仅增加龋齿的风险，还会导致肥胖，甚至很多小孩才几岁或者十几岁就患上糖尿病、高尿酸血症等慢性疾病。世界卫生组织为此建议，将游离糖摄入量减至摄入总能量的 5% 以下，认为这将减少龋齿，并带来额外的健康好处。

家长一定不要主动给孩子提供含糖饮料，更不要用含糖饮品奖励孩子，尽量引导孩子饮用白开水或低糖、无糖的饮品。

一定要杜绝孩子从小养成喝含糖饮料的习惯。

当然，含糖饮料一样会损伤成人的牙齿。实在要喝，也最好用吸管喝，喝完以后认真漱口，尽量减轻对牙齿的损伤。

· **含糖饮料会加速衰老**

人都怕老，含糖饮料喝多了可能会导致人体加速衰老。

含糖饮料导致衰老可能和 DNA 端粒缩短相关。美国加利福尼亚大学旧金山分校的研究人员分析了数千份常喝含糖饮料的人的 DNA 样本的端粒长度后发现，他们的端粒明显比不喝含糖饮料的人要短。以每天喝两罐可乐的人为例，他们 DNA 端粒的变化相当于人体"变老"了 4.6 岁。

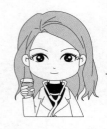

什么是端粒？细胞为了保证我们的染色体末端的信息不丢失，会在染色体末端连接一长串不带遗传信息的DNA，这就是我们所说的端粒。端粒能阻碍细胞老化，若端粒受损或变短，会令人体加速衰老或提前患上老年疾病。

此外，含糖饮料导致衰老可能还和糖化反应密切相关。糖化反应指的是人体内的还原糖（一般是葡萄糖）与蛋白质、脂质或核酸之间进行复杂的非酶促化学反应，最终生成一种叫作晚期糖基化终末产物（AGE）的物质。

AGE与诸多衰老相关的身体变化甚至疾病有关，比如糖尿病、心血管疾病、阿尔茨海默病、白内障等。

近年来，许多科学研究表明，AGE也是导致皮肤老化的关键因素之一。长期饮用含糖饮料，可能导致血糖升高，身体出现慢性炎症反应，增加内源性AGE生成。还有研究发现，摄入含糖饮料会促进肠道吸收外源性AGE。

AGE在体内累积，不仅会和真皮层中的胶原蛋白交联，破坏皮肤胶原蛋白的弹性，甚至引发胶原蛋白断裂，导致皮肤松弛并形成皱纹，还会刺激黑色素生成，让皮肤变得暗沉。更可怕的是，AGE是不可逆且难以代谢的。随着AGE逐年积累，肌肤会由内而外发生明显的老化。

此外，短期内饮用含糖饮料可能会导致游离睾酮的升高。游离睾酮会转化为双氢睾酮，导致皮脂腺分泌功能亢进，油脂分泌增加，细菌就会在皮肤过度繁殖，形成痤疮。

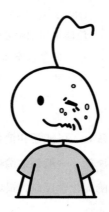

· **含糖饮料会危害我们的大脑**

大脑想要糖没有错，但是它不知道的是，太多的糖却会给它带来反噬。过多的糖分会毫不客气地伤害我们的大脑，让我们变傻，变抑郁。

含糖饮料会让人抑郁

可乐被人们调侃为"肥宅快乐水"，很多人可能会想："虽然含糖饮料会让我变胖，但它让我快乐啊！为了快乐，干了这杯。"这样的想法是大错特错的。

研究发现，增加含糖饮料的摄入，可能会更容易使人产生抑郁、沮丧等负面情绪。

一项对近千人为期 3 年的随访研究发现，每天喝含糖饮料多的人，抑郁风险明显增加。在消除了年龄、性别、地域等影响因素后，研究者发现，每天喝 4 杯以上含糖饮料的人和一周喝少于 1 杯的人相比，抑郁风险高出 90%。

　　当含糖饮料上瘾后，我们就会将愉悦感和含糖饮料捆绑在一起，特别是在心情低落的时候，就会更加渴望心情愉悦的感觉，于是希望通过饮用含糖饮料来获得快乐。然而通过这种方式让心情变好，效果是非常短暂的，一旦喝完含糖饮料，多巴胺跟血清素会快速下降，我们就会重新陷入沮丧、低落的情绪之中。

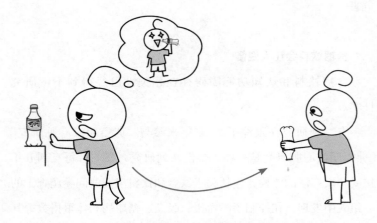

　　除此之外，含糖饮料会导致抑郁的原因还有以下几点。

　　1. 含糖饮料会造成身体低度的持续炎症反应，炎症因子的释放本身就会增加抑郁风险。

　　2. 含糖饮料摄入过多会消耗人体内的 B 族维生素，特别是维生素 B_1、维生素 B_3（烟酸）和维生素 B_6 的缺乏，会影响神经系统功能和神经递质的平衡，甚至可能会增加患抑郁症的风险。

3. 含糖饮料会导致肥胖，而肥胖与抑郁风险之间的关系，已经被很多研究证实。

4. 含糖饮料会导致肠道菌群失调，从而引发抑郁。

所以想用含糖饮料来获得快乐，无异于饮鸩止渴，和想通过毒品来获得快乐是类似的。

但也不是说完全不能喝。研究表明，每日 15g 以下（相当于130mL 可乐）的糖摄入量是不会增加抑郁风险的。

因此，只要能控制好糖摄入量，就能降低含糖饮料对健康的危害。

含糖饮料会让人变傻

含糖饮料和认知功能障碍存在相关性已经得到不少研究证实。

有一项研究在跟踪了 20 多年来参与"弗雷明汉心脏研究"（弗雷明汉心脏研究是一项观察性队列研究，参与者每三到五年接受一次广泛的体检，包括关于饮食和饮料消费的问卷调查）的一组人中发现，在控制了高血压、吸烟、糖尿病和体重指数等其他潜在风险因素之后，研究人员发现，在被纳入研究的 2664 人中，每周饮用 1—7 份含糖饮料的人患阿尔茨海默病的可能性是不饮用含糖饮料的人的 1.91 倍。此外，每周饮用超过 7 份含糖饮料的人患阿尔茨海默病的可能性要高出 2.55 倍。

另一些研究人员也利用弗雷明汉心脏研究的 4276 名参与者

（平均年龄 54 岁）进行横断面分析。他们在校正多项混杂因子后发现，在中年人群体中，有较高的含糖饮料摄入量的人，脑萎缩更加明显，情景记忆能力更差。这些都是阿尔茨海默病临床前期的标志，表明中年人出现认知功能受损可能也与饮用含糖饮料相关。

虽然就目前为止，对含糖饮料和阿尔茨海默病之间相关性的研究证据还存在一些矛盾，因果关系还无法被证实，但是过度饮用含糖饮料会导致肥胖、2 型糖尿病以及心血管疾病等已经是比较确切的，而这些都是阿尔茨海默病的危险因素。

我们知道，大脑的海马区在多种认知功能中都起到重要作用，而海马区直到青春期晚期仍在发育。

最近一项研究显示，在青春期饮用含糖饮料会选择性地损害海马区的学习和记忆能力。

在该研究中，研究人员给幼鼠食用 11% 的糖溶液（与市售含糖饮料相当），然后在长成大鼠之后让其去执行依赖海马区的记忆任务，结果食用了糖溶液的大鼠辨别能力受损，而没有食用糖溶液的大鼠却能够完成任务。

也就是说，青春期如果每天饮用含糖饮料，成年后学习和记忆的能力也会受到影响，而肠道细菌的改变可能是糖诱导的记忆障碍的关键。看到这个研究，想想自己糟糕的记忆力，有点后悔小时候喝含糖饮料了吧。

揭开果糖的真面目

· 果糖和其他糖有什么区别?

含糖饮料中的糖主要是以白砂糖和果葡糖浆的形式进行添加的。果葡糖浆是一种玉米淀粉经由酶水解,转化成的含果糖和葡萄糖的混合糖浆。

无论是蔗糖还是果葡糖浆,在人体肠道都会被分解为果糖和葡萄糖。

只是蔗糖中果糖和葡萄糖的比例是 1∶1,而果葡糖浆中的果糖可以比葡萄糖多 25%—50%,因而更甜,但是价格却只有蔗糖的 1/3—1/2,因此很受食品加工业的喜爱。

在国外,果葡糖浆几乎取代蔗糖,用于增加商业食品的甜味,例如各类饮品、面包、零食、酸奶、汤料和调味剂等。以至于现在我看到食品添加糖以蔗糖为主的商家,都会觉得他们还算比较有良心了。

如果你手边有含糖饮料,不妨看看配料表,你会发现基本上第一位是水,第二位就是果葡糖浆或者白砂糖。

果糖和葡萄糖是密切相关的单糖,人们很长一段时间内都以为果糖和葡萄糖对健康的影响是相同的。因为果糖不会导致血糖升高,甚至有一段时间人们把果糖当成一种对糖尿病患者友好的糖类,用其制作糖尿病专用食品。但最近的研究表明,果糖与代谢疾病的关系更为密切,对人体健康的危害更大。

· 果糖的危害主要表现在以下几点。

1. 虽然果糖不升高血糖，不刺激胰岛素分泌，但是会导致胰岛素抵抗，同样会导致糖尿病的问题。

2. 果糖不会导致胰岛素升高，没有能量反馈抑制食欲的效果，甚至还会刺激食欲，因此我们很难在食用果糖时感受到满足感，从而容易过度进食，引发肥胖。

3. 果糖会刺激肝脏合成脂肪，并阻断脂肪酸在肝脏的氧化，导致肝脏脂肪蓄积，引发脂肪肝，同时引起甘油三酯的升高。因此，甘油三酯高的人其实最应该减少的是果糖的摄入。

4. 果糖摄入还会导致肝脏大量生成尿酸，使得血尿酸水平升高，引发痛风，同时还会升高血压，导致心血管疾病风险升高。

5. 最近研究还发现，果糖可以被肠道代谢，导致肠道屏障破坏、菌群失调的问题。果糖具有"肠毒性"。

· 为什么说果糖更容易让人长胖？

神奇的是，即使是摄入相同能量的果糖和葡萄糖，果糖引起的体重增加也会更加明显，引起的代谢问题会更加严重。比如在一项为期 10 周的干预研究中，一组受试者饮用的是占总能量 30% 的添加了果葡糖浆的低脂牛奶，另一组受试者则饮用占总能量 30% 的含蔗糖的低脂牛奶。研究发现，两组受试者的体重虽然都会增加，但果葡糖浆组受试者平均体重增加却是蔗糖组的两倍（2.3kg VS 1.1kg）。这其实挺颠覆我们以往的认知。按理来说，摄入相同的能量引起的体重变化也应该是相同的。

一种解释是果糖促进了食物在肠道的吸收。

发表在《自然》（Nature）上的一项动物研究发现，果糖可以增加小肠绒毛的长度，增加肠道面积，增加营养素吸收，促进肥胖。研究中喂食含果糖饮料的小鼠的小肠绒毛比喂食清水的小鼠的小肠绒毛长 25%—40%。使用含蔗糖＋高脂饮食喂养小鼠，即使能量和单纯的高脂饮食组相同，但小鼠的体重和脂肪量也都增加得更多（和临床试验的结果类似）。

第二种解释就是，果糖摄入可能会降低人体的基础代谢率，但这一点还没有得到研究证据的支持。

可能在人类的进化过程中，野果子本身不是主要的食物来源，因此人体对果糖的代谢能力并不是非常完善。

比如，果糖的运输和代谢不受胰岛素调节，只有肝脏、肠道、肾脏、脂肪组织和肌肉等少数组织可以代谢果糖。吃得比较少的情况下可能还可以应付，然而由于人们对甜味的向往，在短短的几十年中，我们的食品中充斥着大量的果糖。而人体的进化跟不上食品工业的变化，导致内环境失衡，引发炎症和慢性疾病。

所以，在我看来，果糖是一个藏在含糖饮料和其他食品背后，对我们的健康产生巨大危害的幕后黑手，可能没有之一。

当然，也不是说完全不能吃含有果糖的食物，只是对含有果糖的食物的摄入要有限制。除了果葡糖浆中含有果糖，蔗糖中含有果糖，蜂蜜、水果中也含有果糖，后面我们还会进一步讨论。

现在很多商家玩文字游戏，写的是零糖，实际上指的是零蔗

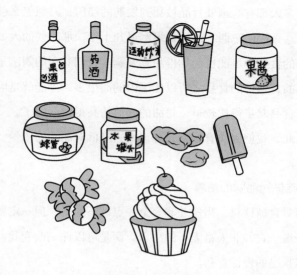

糖，你去看配料表，里面其实含有果葡糖浆。好多糖尿病患者的食品都在玩这样的文字游戏。

所以还是得看配料表啊！

面对含糖饮料，如何找到平衡点？

·为什么我们越吃越甜？

我们陷入一种恶性循环——我们越买甜的东西，商家就越觉得甜的东西才有人买，于是把食物做得更甜，甚至把不应该甜的东西也做成甜的。当我们习惯了甜的食物以后，吃不太甜的东西就觉得没有味道，又更加容易去选择更甜的食物。

很多人都有吃国外食品被甜到发齁的经历，心想怎么会有人喜欢吃这么甜的东西。然后如果倒退几十年，那时候的人如果吃到现在的食物，可能也会觉得甜到发齁。我们对甜的阈值是被慢慢抬高的，国外的食品之所以比国内的甜很多，可能就是因为国外加工食品起步得比较早，对甜的阈值抬高得更多罢了。

因此，我们确实有必要有意识地去降低对甜味的依赖。

· 如何降低对甜味的依赖

面对含糖饮料，当然并非完全一点都不能喝，但一定要对它保持警惕。它并非人畜无害的甜水，而是可以深刻改变我们代谢和健康状况的慢性毒药。

如何在喝含糖饮料的同时，寻找到健康的平衡点呢？以下有几点建议。

1. 如果已经对含糖饮料上瘾，就要做到逐渐减少饮用频率及每次的饮用量。

比如，本来每次都喝 500mL 一瓶的可乐，现在可以换成300mL 小瓶装的。以前每天都喝几次，现在变成每天只喝一次，逐渐变成隔天喝，一个星期喝一次，最后控制在一个月内只喝几次或不喝。

还可以用含糖量比较低的饮料来代替含糖量高的饮料，最终达到喝白水也不觉得难喝的状态。

2. 如果还没有对含糖饮料上瘾，就尽量减少喝含糖饮料的频率。比如，只在聚餐的时候或没有其他选择的时候才喝。自己尽量不主动买来喝，避免逐渐养成喝含糖饮料的习惯。

3. 喝含糖饮料之前，想象里面装满了糖的样子，练就一双"透视眼"，能一眼看穿这甜水中隐藏的风险和危害。

那么，含糖饮料的摄入量要控制在多少才不会对人体造成危害呢？一项随访了 18.7 年，包含了大约 9 万名参与者的大型队列研究表明，从预防肝癌的角度来讲，含糖饮料的安全剂量是每个月饮用量低于 3 份（一份相当于 355mL）。

· 两周时间调整对甜的偏好

2014 年夏天，科学家招募了来自加利福尼亚州的 20 名志愿者进行了一项挑战。在两周内，这些参与者需要停止摄入任何添加糖和人工甜味剂。

两周后，调查结果显示，95% 的参与者发现平时吃的甜食和饮料比以前吃起来更甜，或认为它们太甜了。75% 的参与者表示会继续减少甚至不用糖。86.6% 的参与者在挑战的第 6 天就停止了对糖的渴望。

虽然只是一个小的调查，但足以表明，历时两周的挑战就可以帮助我们重新调整口味的偏好。（见附录 1）

试试停止摄入含糖饮料吧，你并非自己想象中那么依赖甜味！

无糖饮料里的陷阱

最近 20 年来，随着人们健康意识的提高，很多人开始意识到含糖饮料对健康的危害，却又舍弃不了甜味的诱惑，于是无糖饮料似乎成了怕胖但又喜欢甜食的人的最优选择。

但无糖饮料毕竟是一种新兴事物，免不了让人担心——它真的健康吗？

无糖饮料中的甜味是什么？

无糖饮料中不含白砂糖、果葡糖浆、麦芽糖等添加糖，但会加入甜味剂。那么什么是甜味剂呢？

甜味剂又叫作代糖。与蔗糖、果葡糖浆等添加糖相比，甜味剂具备以下特点。

1. 甜度高。大多数甜味剂的甜度相当于蔗糖的数十倍至数千倍不等，因此添加少量的甜味剂就可以达到理想的甜度。

2. 能量低。和添加糖相比，由于使用量极少或不被人体吸收和代谢，甜味剂达到相同甜度所提供的能量几乎可以忽略不计，可以让人们在享受甜味的同时减少能量摄入。

3. 不升血糖。摄入甜味剂以后血糖生成指数低。

4. 防龋齿。用甜味剂代替天然糖可以减少龋齿风险。

5. 化学性质稳定，价格低廉，使用方便，应用广泛。

常见的几种甜味剂

下面我们就来简单地认识一些我们生活中熟悉而又陌生的甜味剂。

甜味剂可以分为非营养性甜味剂，也就是人工甜味剂，以及天然甜味剂和糖醇。

·人工甜味剂

人工甜味剂，也称为非营养性甜味剂、低卡路里甜味剂、强烈甜味剂，提供更强烈的甜味，每克不含或只含少量卡路里，可用于饮料、膳食产品、药物，甚至漱口水中。

下面是目前使用最多的几种人工甜味剂，相信你一定不会陌生。

糖精

1879 年，俄裔化学家康斯坦丁·法尔伯格（Constantin Fahlberg）像往常一样下班回家，在享用晚餐时，发现食物具有特殊的甜味。但让他感到纳闷儿的是，食物本身和烹饪过程中并没有加任何的糖。后来他将目光投向了他的实验室，当时他正和他的同事在约翰·霍普金斯大学从事煤焦油研究。康斯坦丁随后发现那种特殊甜味正源自实验中生成的一种副产物——邻苯甲酰磺酰亚胺，正是今天我们所熟知的糖精。

康斯坦丁发现了糖精巨大的商业价值，火速申请了专利，并将其推向大规模的工业生产，也开启了甜味剂的先河。

糖精的甜度可以达到蔗糖的 300—500 倍，糖精不被人体代谢，会随尿液直接排出体外，并且性质稳定，可用于烹饪和烘焙。但它主要的缺点是会有轻微的苦味及金属残留味。至今糖精的使用已经有 140 多年的历史，被广泛地用于饮料、食品及日用品当中。

在 20 世纪 60 年代，食品科学家发现糖精会导致老鼠患上膀胱癌。1977 年，美国国会通过一项法案，要求在含糖精的食品包装上贴警告标签。但在 2000 年，经过广泛的研究审查，确定糖精导致老鼠患癌症的机制与人类无关。糖精也从潜在致癌物的名单中删除。直到现在，尚未有足够的证据支持糖精对人体健康有害的说法。

目前糖精已被美国、加拿大和欧盟批准使用。世界范围内糖精的使用排名第三，仅次于三氯蔗糖和阿斯巴甜。

美国食品药品监督管理局（FDA）将糖精的每日允许摄入量（acceptable daily intake，ADI）定为15mg/kg（体重）。

也就是说，一个60kg的人，每天摄入糖精量应该不超过900mg。我国对各类食物的糖精添加量也有严格规定，婴幼儿食品中不得使用糖精。

风险指数：★ ★ ★

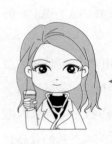

前文中出现的每日允许摄入量是根据人终生摄入甜味剂而不出现显著健康危害的量所得出的，并设定为动物研究中无不良反应最大剂量的1/100。在这个范围内食用，基本是无害的。

阿斯巴甜

阿斯巴甜是由天冬氨酸和苯丙氨酸所组成的二肽甜味剂，于1981年被美国食品药品监督管理局批准使用。1g阿斯巴甜实际上包含4kcal能量，但其甜度是蔗糖的200倍，因此只需要很小的剂量就可以达到理想的甜度，近似于没有能量，而且没有苦味。但阿斯巴甜的缺点是不耐热，加热后会被分解而失去甜味，故不适合用于烹调和烘焙。

阿斯巴甜是最常用的人工甜味剂，占甜味剂销量的75%，主要用于减肥饮料，也被应用于6000多种其他产品，包括食品、药品以及个人护理产品（如化妆品、口气清新剂等）。

阿斯巴甜进入人体后会被完全分解为苯丙氨酸（50%）、天冬氨酸（40%）和甲醇（10%）。天冬氨酸、苯丙氨酸和甲醇都是天然存在于食物中的，其摄入量远远超过阿斯巴甜经肠黏膜水解后的含量。比如，来源于阿斯巴甜的天冬氨酸和苯丙氨酸摄入量分别为成人膳食总摄入量的 2% 和 3%。

美国食品药品监督管理局审查了阿斯巴甜的安全性数据以后，认为阿斯巴甜对一般人群是安全的。

FAO/WHO 食品添加剂联合专家委员会（JECFA）规定，阿斯巴甜的每日允许摄入量是 40mg/kg（体重）。

一个体重 60kg 的成年人，至少一天要饮用 4L 无糖饮料才会导致阿斯巴甜摄入超量。因此，阿斯巴甜过量风险比较低。

但需要注意的是，由于阿斯巴甜的代谢产物之一是苯丙氨酸，患有苯丙酮尿症的病人应避免食用添加了阿斯巴甜的食品和饮料。

风险指数：★★

三氯蔗糖

三氯蔗糖是唯一由真正蔗糖生产的无卡路里的甜味剂，甜度大约是蔗糖的 600 倍。

三氯蔗糖与蔗糖的味道和风味相似，没有苦味，并且特别稳定，即使经过烹饪、烘焙、巴氏杀菌、冷冻之后，其甜度也可以保持不变。

由于这些优秀的特质，三氯蔗糖非常受食品加工业欢迎。你会发现各种食品的标签上都有它的身影，比如糕点、饮料、口香糖、乳制品、调味品等，甚至很多药品当中也会添加。

三氯蔗糖在肠道的吸收不到 40%，绝大部分都从粪便排出。美国食品药品监督管理局通过对 110 多项人类和动物研究的回顾得出结论，三氯蔗糖不会造成癌症、生殖或神经系统风险。

美国食品药品监督管理局将三氯蔗糖每日允许摄入量定为 5mg/kg（体重）。而欧洲食品安全局（EFSA）定的三氯蔗糖的每日允许摄入量为 15mg/kg（体重）。

风险指数：★ ★ ★

甜蜜素

甜蜜素的学名是环己基氨基磺酸钠，甜度大约是蔗糖的 30 倍，甜味纯正，价格便宜，性质稳定。甜蜜素浓度大于 0.4% 时带苦味，经常和糖精一起使用。目前甜蜜素被广泛地用在烘焙食品、甜点、饮料、蜜饯、冰激凌和沙拉酱等食品中。

甜蜜素的安全性一直存在争议。

在中国、澳大利亚、加拿大、新西兰等 50 多个国家，甜蜜素都是合法的食品添加剂。而美国、英国和日本等多国明令禁止使用甜蜜素。

虽然目前并没有充足的证据证明甜蜜素对人体具有致癌性或其他健康危害，但有研究发现，约 20% 的人摄入甜蜜素后，肠道细菌会将低毒的甜蜜素代谢为更高毒性的环己胺。环己胺被发现会对实验动物造成生殖损伤。

FAO/WHO 食品添加剂联合专家委员会建议，甜蜜素的每日可摄入量为 11mg/kg（体重）。欧盟食品委员会进一步规定 8 岁以下儿童甜蜜素的每日可摄入量标准为 7mg/kg（体重）。一个体重 30kg 的儿童，每天甜蜜素的可摄入量为 210mg。

由于甜蜜素甜度不高，用量较大，每日可摄入量标准又比较低，和其他人工甜味剂相比，更容易超标。

调查发现，虽然 90% 以上的人甜蜜素摄入量都在推荐范围内，但有 7.5% 的高暴露人群，甜蜜素摄入量可达到每日可摄入量的 2 倍以上。主要原因可能是儿童和青少年对甜食、饮料、零食摄入较多。

由于甜蜜素安全性仍存在争议，安全起见，建议不要摄入太多含甜蜜素的食品和饮料，特别是散装的熟制坚果、蜜饯、小作坊的零食等。因为商家为了口感，可能在其中添加了超标的甜蜜素。

风险指数：★ ★ ★ ★

安赛蜜

安赛蜜也是我们经常可以见到的人工甜味剂，化学名称为乙酰磺胺酸钾，又称 AK 糖。安赛蜜的甜度是蔗糖的 200 倍，它可以结合口腔中的甜味和苦味受体。这就解释了为什么当我们喝零糖苏打水的时候，喝完后嘴里都会有一种苦涩的感觉。

安赛蜜与其他甜味剂混用时有增强甜味的效果，因此，它常常和其他甜味剂搭配使用，提高甜度并改善产品风味。

安赛蜜在高温下也具有很好的稳定性。安赛蜜不参与代谢，会被很快排出体外。

在经过 100 个安全性研究后，1998 年，美国食品药品监督管理局批准安赛蜜用于液体非酒精饮料中，并于 2003 年批准其一般性使用，用于糕点、糖果、饮品及烘焙食品中。

在目前全球甜味剂市场中，安赛蜜占比 10% 左右，也属于主流的甜味剂产品。

按照 FAO/WHO 食品添加剂联合专家委员会的评估，安赛蜜的每日允许摄入量为 15mg/kg（体重）。

安赛蜜一般添加量比较少，因此，正常饮食很难超量。

风险指数：★★

纽甜

纽甜是阿斯巴甜的衍生物，是一种高强度甜味剂，它的甜度是蔗糖的 7000—13000 倍和阿斯巴甜的 30—60 倍。纽甜的甜味很干净，比较像蔗糖，还有一些甘草的余味。

除此之外，纽甜还可以延长其他口味被感知的时间，所以纽甜不但是甜味剂，也被用作增味剂。

纽甜和阿斯巴甜相比，更耐热，适合用于烘焙食品。

美国食品药品监督管理局在审阅了超过 113 项动物和人类研究的数据后，认为纽甜是安全的。

其规定的纽甜的每日允许摄入量为 0.3mg/kg（体重）。而

WHO 则认为纽甜的每日允许摄入量为 2mg/kg（体重）。

风险指数：★ ★

· **天然甜味剂**

可能是对人工甜味剂安全上的顾虑，天然甜味剂正在逐渐普及。然而天然甜味剂未必就如你想象的那么天然，也可能不像你想象的那么安全。

目前并没有足够的证据可以证明天然甜味剂一定比人工甜味剂更健康，所以不必一味相信天然甜味剂。

下面介绍两种比较常用的天然甜味剂。

甜菊糖苷

甜菊糖苷是一种从菊科植物甜叶菊的叶子中提取出的糖苷合成物，它的甜度是蔗糖的 200—300 倍，几乎不含能量。不过，不是每个人都喜欢它的味道，有些人觉得甜叶菊有点苦，但也有人认为甜叶菊的味道像薄荷。

美国食品药品监督管理局只批准了纯化的甜菊糖苷，可以作为安全的甜味剂使用。体现在配料表中包含诸如"甜叶菊提取物"或"甜叶菊"等字样。

甜叶菊提取物可能引起恶心或饱胀感等轻度副作用。

而美国食品药品监督管理局尚未批准将全叶甜菊糖或粗制甜菊糖提取物用作食品添加剂，主要是担心它们对血糖、肾脏以及心血管和生殖系统有影响。

甜叶菊提取物对血糖的作用微乎其微，一些衍生化合物甚至显示出降血糖效果。甜菊糖在临床啮齿动物模型和中国的一项多中心研究中也显示出抗高血压作用，可能对高血压患者有益。

罗汉果糖苷

罗汉果糖苷是从罗汉果中提纯的，它的甜度大约是蔗糖的300倍，零热量，也不会引起血糖变化。其在2011年通过美国食品药品监督管理局认证后市场出现质的增长，目前成为美国使用比较广泛的天然甜味剂之一。

有研究发现，罗汉果提取物具有一定的抗氧化功能，不但不会升高血糖，在动物性实验中还显示出降低血糖的作用。

· 糖醇

糖醇是单糖、二糖或多糖氢化后的形式。与相应的糖相比，糖醇有一个额外的羟基，因此被称为多元醇。之所以专门把糖醇拿出来讲，是因为糖醇可以由植物光合作用产生。很多蔬菜和水果中都含有糖醇，比如蘑菇、花菜、卷心菜、李子、梨、葡萄等。不过，糖醇也可以通过人工合成。所以糖醇一般是人工合成的天然存在的物质，介于人工甜味剂和天然甜味剂之间。

糖醇和其他两类甜味剂相比，甜度不高，仅仅拥有和蔗糖相似的甜度，可以1∶1代替糖使用，但由于糖醇不能被完全吸收和消化，能量约为蔗糖的一半，所以，可以起到减少热量摄入的作用。目前国际上共有七种糖醇获批准用于食品，包括山梨醇、甘露醇、异麦芽糖、麦芽糖醇、乳糖醇、木糖醇及赤藓糖醇。

研究表明，每天摄入 10—15g 的糖醇是安全的。

但要注意的是，糖醇不能被肠道完全吸收，一次性吃太多的糖醇很容易导致腹胀、腹痛或腹泻。

比如，每天摄入超过 50g 的山梨醇或超过 20g 的甘露醇就可能导致渗透性腹泻。很多食品宣称是无糖或低糖的，但是添加了较多的糖醇，可能引起胃肠道的不良反应。

各种甜味剂能量和每日允许摄入量（ADI）表

来源	甜味剂	能量 (kJ/g)	ADI (mg/kg b.w./day)
天然	蔗糖	17	/
人工合成	糖精	0	15
	阿斯巴甜		40
	三氯蔗糖		5/15
	甜蜜素		11
	安赛蜜		15
	纽甜		0.3/2
天然	甜菊糖苷		/
	罗汉果糖苷		/
天然 / 合成	糖醇	10	未指定

由于目前市面上绝大部分甜味剂都是人工甜味剂，研究证据也较多，因而，后面我们主要讨论人工甜味剂的问题。

哪些人应该谨慎使用人工甜味剂？

虽然在批准每种甜味剂之前，美国食品药品监督管理局审查了大量安全性研究，包括评估癌症风险的研究，并认为没有明确证据显示这些甜味剂会致癌，或对人类健康构成任何其他威胁。

但对以下几类人，还是建议谨慎食用人工甜味剂。

1. 孕妇和哺乳期妇女。丹麦对 59334 名孕妇进行的一项研究发现，摄入含人工甜味剂的饮料与早产风险增加有关。还有研究显示，一些人工甜味剂，比如糖精、三氯蔗糖、安赛蜜可能会出现在乳汁当中，虽然含量比较少，但仍需引起我们的注意。有证据表明，母亲摄入各种甜味剂会提高母乳的甜度，这与婴儿体重增加有关。

2. 儿童。《美国居民膳食指南（2020—2025）》不建议两岁以下儿童食用低热量甜味剂或添加糖。该建议与体重、糖尿病或安全性无关，而旨在避免婴幼儿在这个阶段偏爱过甜的食物。

3. 糖尿病患者。后文我们会讲到，人工甜味剂可能会影响肠道菌群，增加胰岛素抵抗，甚至和糖尿病风险增高相关。有研究显示，食用人工甜味剂的糖尿病患者确实胰岛素抵抗更加严重。

4. 偏头痛患者。在易感人群中，人工甜味剂的使用与引发偏头痛有关。有研究显示，人工甜味剂可能会让偏头痛更易发作。

5. 胃肠道疾病患者。含人工甜味剂的产品，尤其是糖醇，可能会加重多种肠道疾病的症状，比如吸收不良综合征、炎症性肠病、肠易激综合征、乳糜泻等。因此有肠道疾病的患者应该尽量避免食用。

甜味剂到底是敌是友？

我国《食品安全国家标准食品添加剂使用标准》（GB2760—2014）对允许使用的甜味剂品种以及使用范围和最大使用量都有具体规定。只要是在推荐剂量范围内食用，并且特殊人群注意进行合理选择，可以认为甜味剂是安全无毒副作用的。

然而安全无毒副作用，并不代表它就是健康的。食用人工甜味剂对健康的影响仍然是科学界乃至整个社会争论的话题。食品制造商声称甜味剂有助于防止蛀牙、控制血糖水平和减少我们的能量摄入量。

目前非但没有明确的证据表明甜味剂能帮助我们控制体重、预防糖尿病和心血管疾病，反而有研究显示甜味剂对食欲调节、葡萄糖代谢、肠道菌群等产生不利影响。甜味剂是敌是友还未可知。

· 无糖饮料是否真的能帮助你控制体重?

为了应对肥胖的流行，人工甜味剂作为含糖食品的健康代替品，在全球的销量明显增加。然而目前支持人工甜味剂用于减重或能够维持减重效果的证据并不一致，一些研究证实了存在减重效果，一些研究则显示体重未改变，甚至有一些研究发现摄入人工甜味剂与体重增加相关。

2017 年的一项荟萃分析显示，饮用含糖苏打水，肥胖风险增加 18%，而饮用无糖苏打水，肥胖风险增加 59%。

2020 年一项基于队列研究的荟萃分析同样显示，每天饮用含糖饮料每增加 250mL，肥胖风险增加 12%，而每天饮用无糖饮料每增加 250mL，肥胖风险则会增加 21%。结果显示，饮用无糖饮料的人的肥胖风险甚至比饮用含糖饮料的人更高。

而最近 WHO 发布的关于人工甜味剂的荟萃分析显示，在随机对照研究中，人工甜味剂的使用却和体重下降 0.71kg 相关。

可以发现一个规律，在观察性研究中，人工甜味剂的摄入往往和体重增加或体重无变化相关，而涉及人工甜味剂的随机对照试验更有可能显示出人工甜味剂对体重减轻有帮助。考虑原因主要是随机对照试验往往严格限制了参与者的能量摄入，而前瞻性队列研究则处于随意进食的情况下。

如果想要减重，在使用无糖饮料代替含糖饮料的前提下，还应该控制其他能量的摄入。不然很容易适得其反。

考虑可能有以下这些因素。

甜味剂版"狼来了"的故事

当摄入有甜味的食物时，舌头上的甜味受体会受到刺激，向大脑发送信号："报告司令部！即将摄入能量！"于是身体开始提前增加胰岛素释放，产生消化酶，并启动饱腹感信号。这个过程就是所谓"头相反应"。

人工甜味剂虽然启动了头相反应，但让身体摄入能量的期望落空。反复多次，大脑就不再相信甜味受体发送的信号。这就有点像"狼来了"的故事，当真的有能量摄入的时候，饱腹感会来得比较迟钝。也就是说，人工甜味剂会导致味觉和能量脱钩，从而出现代谢功能障碍。

为了验证这个假设，研究人员分别给大鼠喂养含糖精的酸奶和含葡萄糖的酸奶，发现与喂食含葡萄糖的酸奶的大鼠相比，喂食含糖精的酸奶的大鼠体重增加得更多，肥胖程度更高，总能量摄入量增加。

在餐前给这两组大鼠同样喂食了高能量的食物，葡萄糖暴露的大鼠进食量减少，而糖精暴露的大鼠进食量却没有变化。

另一项随机对照交叉试验也发现了相同的现象。研究要求参与者早上进食标准化的早餐，并在上午的时候分别饮用含有阿斯巴甜、罗汉果糖苷、甜菊糖苷以及蔗糖的饮料。在一小时后让他们随意进食午餐。

研究发现，与蔗糖相比，三个甜味剂组的参与者午餐进食量显著增加。在一些观察性研究中，无论是成年人还是儿童，饮用含人工甜味剂饮料的人，能量和碳水化合物的摄入量都更高。

甜味剂会让我们感到"不满足"，导致能量补偿

当摄入添加糖以后，不仅会触发头相反应，还会触发大脑中的味觉、学习、记忆和奖励系统。

中枢的味觉通路从舌头开始，舌头上有专门的细胞，通过颅神经将味觉信息传递给大脑，大脑再通过几个区域将味觉信息传递到初级味觉皮层。初级味觉皮层的神经元再将信号发送到位于中脑的与大脑主要奖励通路相关的区域。中脑内的神经元继续支配参与食物奖励反应的各种大脑中枢（比如杏仁核、尾状核和前额脑区底部），并释放与奖励和快乐有关的神经递质——多巴胺。

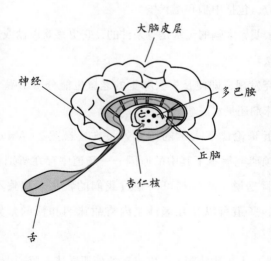

可以简单地理解为吃了甜食，最终导致多巴胺的释放，为我们带来愉悦感。

当吃到第一口甜食时，多巴胺会在大脑的奖励通路中被释放，于是我们会感到一阵愉悦。然后这时瘦素也开始释放，它会降低甜食的奖励价值，因此从第二口开始，奖励会比第一口少，你会开始感到饱，并且这种饱腹感会越来越强烈，而愉悦的感觉也会越来越少，从而阻止你吃掉太多的食物。

那么人工甜味剂对大脑的这种奖赏机制会有什么样的改变呢？

一项小型的研究，招募了12名健康女性，要求她们摄入含蔗糖和三氯蔗糖的饮料，并对她们进行头部扫描。

研究发现，糖和人工甜味剂都可以激活大脑中的初级味觉皮层，但是只有真正的糖能够引起味觉奖励系统的几个大脑区域的显著反应，包括中脑和尾状核。

这表明，大脑的奖赏是有条件的，它更喜欢以糖或热量为基础的刺激。

研究发现，即使是失去味觉的老鼠也能分辨出喝下去的是糖、甜味剂还是水。

最近哥伦比亚大学的研究人员在《自然》（Nature）上发表的一项研究揭示了其中的原因——肠道中存在辨别糖的感受器。也就是说，甜味剂可以骗过我们的舌头，却骗不过我们的肠道，肠道可以在几毫秒之内将甜味剂和糖的差异传递给大脑。

因此，人工甜味剂不会像真正的糖那样让人感到满意。

很多人觉得无糖饮料不好喝，也正是因为它会让我们产生不满足感。

所以，我们在进食含甜味剂的食物后，大脑会继续寻找更多含能量的食物来弥补这种不满足感，表现为胃口变好，看到食物后会觉得更加饥饿，从而吃得更多。

人工甜味剂虽然节约了能量，但会增加随后的能量摄入，这就是人工甜味剂导致的能量补偿。

甜味剂可能会让我们更想吃甜的

甜味剂是甜的，频繁食用会过度刺激舌头上的甜味受体，让它对甜的敏感度下降。这仍然是在鼓励人们对甜的渴望，加强对糖的依赖。

一旦意志力薄弱，人就可能大吃高热量的含糖食品。在进食其他食物的时候，也要达到一定强度的甜味才能感到满足。

经常吃甜的人会觉得新鲜的水果、蔬菜等健康食物吃起来寡淡，从而对其失去兴趣，导致膳食质量下降。

有研究发现，如果摄入较高剂量的阿斯巴甜，甜味偏好就会显著增加。并且这与总糖或添加糖、总脂肪摄入量的增加或体重的变化无关。

特别是对儿童来说，无论是糖还是甜味剂，一旦养成了偏甜的口味，便可能影响他们一生的饮食模式。

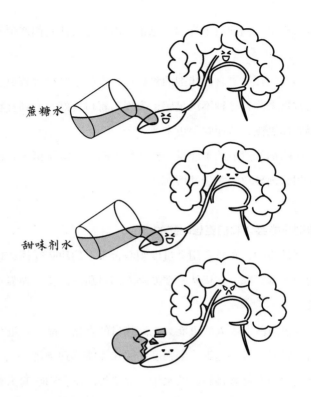

· 无糖饮料是否有助于预防糖尿病?

无糖饮料不会升高餐后血糖,因此被认为是糖尿病高危人群预防糖尿病或糖尿病患者控制血糖的利器。然而不断出现的证据表明,我们可能错得离谱。

2015 年在《英国医学杂志》上发表的一项纳入了 17 个队列研究,其中包含 3 万多人的荟萃分析发现,摄入更多的含糖饮料和更高的 2 型糖尿病发病风险相关。排除肥胖的因素后,每摄入 250mL 含糖饮料,2 型糖尿病发病风险增加 13%。

该研究发现，摄入无糖饮料同样与 2 型糖尿病发病风险增加相关。每摄入 250mL 无糖饮料，2 型糖尿病发病风险增加 8%。

2020 年 WHO 发布的一项包含 12 个前瞻性队列研究的荟萃分析也显示，饮料中无论含有添加糖还是代糖，都与 2 型糖尿病的发病风险增加 23% 相关。

为什么会出现这样的情况呢？早在 2014 年就有科学家发现，人工甜味剂会引起老鼠肠道菌群的改变。而这种肠道菌群的改变会导致葡萄糖耐受不良。葡萄糖耐受不良表明身体处理葡萄糖的能力下降，是 2 型糖尿病的前期症状。

在实验中，研究人员将糖精、三氯蔗糖和阿斯巴甜添加到饮用水中，对照组小鼠则饮用白水或添加了葡萄糖或蔗糖的水。一周以后，饮用白水或糖水的小鼠变化不大，但饮用含人工甜味剂的水的那组小鼠明显出现了葡萄糖耐受不良反应。

通过肠道菌群分析，研究人员发现摄入糖精的小鼠肠道中的菌群发生了明显的改变。当研究人员使用抗生素杀死小鼠肠道内的细菌后，小鼠的葡萄糖耐受不良反应就消失了。

随后研究人员从摄入糖精的小鼠身上取出肠道细菌，注入从未接触过任何糖精的小鼠体内，这些小鼠也出现了葡萄糖耐受不良反应。

这就说明人工甜味剂是通过改变肠道菌群导致葡萄糖耐受不良反应的。

接下来，研究人员又在实验中纳入了 381 名非糖尿病患者，发现任何一种甜味剂的摄入都和糖耐量异常的体征之间存在相关性。摄入和未摄入人工甜味剂的人，肠道菌群不一样。

最后，研究人员招募了七名通常不食用人工甜味剂的志愿者，并在六天时间中，让他们摄入美国食品药品监督管理局建议的允许最大摄入量 15mg/（kg·d）糖精。结果七人中有四人的血糖值出现了与小鼠类似的变化。

此外，当他们把人类受试者的肠道细菌注入小鼠的肠道中后，小鼠再次出现了葡萄糖耐受不良反应。这表明甜味剂导致葡萄糖耐受不良在小鼠和人类中是相同的。

最近发表在《细胞》上的一项随机对照试验，进一步在人体中印证了这个结果。研究人员仔细筛选了 1300 多名在日常生活中严格避免食用非营养性甜味剂的人，并确定了一个 120 人的队列，将他们分为 6 组，四个实验组的受试者分别摄入远低于美国食品药品监督管理局限量的阿斯巴甜、糖精、甜菊糖苷和三氯蔗糖。

研究表明，这四组受试者肠道微生物的组成和功能，以及分泌到外周血液中的分子都发生了明显的改变，提示人体内的肠道微生物对以上每一种人工甜味剂都相当敏感。研究还发现，糖精和三氯蔗糖这两种人工甜味剂对健康成年人的葡萄糖耐量有显著影响。

因此要预防 2 型糖尿病，无糖饮料并不是含糖饮料的健康代替品。

对糖尿病患者来说，在短期内，人工甜味剂不会提高体内的血糖水平，但越来越多的研究表明，人工甜味剂可能会增加胰岛素抵抗，升高胰岛素水平，是糖尿病和心血管健康问题的风险因素。

·无糖饮料也会损伤牙齿

我们已经知道含糖饮料是牙齿健康的最大威胁之一。口腔中的细菌以留下的可发酵糖为食，将其分解成酸，与食物残渣、唾液和细菌结合，形成菌斑。菌斑会附着在牙齿上，磨损牙釉质，最终导致蛀牙。

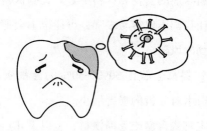

而细菌不能将人工甜味剂作为食物。如果没有其他的食物来源，细菌就会死亡，这相当于保护了我们的牙齿。《英国牙科杂志》的一项研究指出，三氯蔗糖不会引起蛀牙。《国际基础与临床药理学杂志》的一项研究也指出，人造甜味剂不会引起蛀牙。

事实上，人工甜味剂还可以平衡唾液的酸碱值，减少口腔中引起蛀牙的细菌的数量，从而起到防止蛀牙的作用。

这样看来，从预防龋齿这方面来讲，选择无糖饮料代替含糖饮料似乎是一个明智的选择。

然而，大多数使用人工甜味剂的食品和饮料中也含有其他可能导致蛀牙的成分。比如说，虽然一些无糖饮料中使用的人工甜味剂可能不会导致蛀牙，但是这些饮料往往含有碳酸、磷酸、柠檬酸等物质，本身就会腐蚀牙釉质并导致蛀牙。另外无糖饮料中也可能含有一些色素，它们会让牙齿着色。如果喝冷饮的话，还会引起牙釉质层轻微收缩，特别是在牙釉质已经受损或变弱的情况下，甚至会导致牙釉质破裂。

　　虽然人工甜味剂对牙齿和口腔健康有一定好处，但这并不意味着含有人工甜味剂的食物和饮料更好。无糖饮料给了我们错误的安全感。这让我们不仅容易多喝，可能也不会那么注意牙齿卫生，反而增加龋齿风险。

　　绝大部分饮料都会软化 30%—50% 的牙釉质。从保护牙齿这个角度说，白水对牙齿的损害最小。

　　但如果一定要喝含糖或无糖饮料，有以下几点建议。

　　1. 如果确认饮料中添加有碳酸、柠檬酸等成分，最好用吸管喝，缩短酸性物质和牙齿的接触时间。

　　2. 在摄入含有人工甜味剂的饮料或食物后，用清水漱口，以清洗掉残余的糖和酸，然后等待 30—60 分钟后再刷牙，用牙线清洁牙齿或嚼无糖口香糖。因为刚喝完饮料，牙齿被软化，立即刷牙反而容易损伤牙釉质。

　　3. 在食用甜的或酸性的食物或饮料时，每吃一口就喝一口白水，也是一个很好的办法。

· **无糖饮料可能会增加心血管疾病的风险**

最近发表在顶尖杂志《英国医学杂志》上的一项研究对法国 10 多万名成年人随访了 10 年。在研究的前两年，参与者完成了一系列食物问卷调查，结果显示 37% 的人食用了人工甜味剂。根据这项研究，那些摄入人工甜味剂的人的平均摄入量约为 43mg，大致相当于 100mL 无糖汽水的量。

研究发现，总的人工甜味剂摄入量与心血管疾病风险增加 9% 相关，与中风风险增加 18% 相关。其中有几种甜味剂风险相对更高：阿斯巴甜与脑血管疾病风险增加 17% 相关；而安赛蜜和三氯蔗糖则分别与冠状动脉血管疾病风险增加 40% 和 31% 相关。

2019 年发表在 *JAMA Internal Medicine* 上的一项大型前瞻性队列研究，纳入了欧洲 10 个国家的 45 万人，并随访了 16 年。研究发现，每天喝两杯以上无糖饮料的人和每月喝小于一杯无糖饮料的人相比，心血管疾病风险足足高出了 52%。

当然这只是一些含有自我报告数据的观察性研究，无法确定因果关系，也难免存在局限性和干扰因素。比如，摄入大量人工甜味剂的人健康状况更差或同时摄入了更多其他不健康的食物。但是考虑到人工甜味剂和改变肠道菌群、增加体重、增加胰岛素抵抗的潜在关系，我们不得不重视。

· **人工甜味剂是否会增加患癌症风险?**

2019 年发表在《英国医学杂志》上的一项前瞻性队列研究

发现，含糖饮料的摄入量与患癌症的风险呈正相关。

该研究包含了 French NutriNet-Santé 队列中的 101257 名参与者（他们被要求每六个月填写三份经过验证的基于网络的 24 小时饮食记录），随访时间为 8 年。

研究显示，含糖饮料的摄入和总癌症风险增加显著相关，每天含糖饮料摄入增加 100mL，总癌症风险升高 18%，乳腺癌风险升高 22%。而该研究显示，无糖饮料则和癌症风险无相关性。

然而 2022 年发表的来自同一个队列的研究却发现，和不摄入人工甜味剂的人相比，摄入人工甜味剂的人整体癌症风险增加 14%，特别是阿斯巴甜和安赛蜜与患乳腺癌和前列腺癌风险的增加显著相关。

随后 *JAMA Internal Medicine* 子刊又刊登了一项有史以来最大规模的有关软饮料与死亡风险的队列研究成果，涵盖了来自欧洲 10 国超过 45 万人的数据，随访时间超过 16 年。

数据分析结果显示，每日喝两杯含糖饮料的参与者，与每月喝不超过一杯含糖饮料的参与者相比，全因死亡风险高 17%。值得注意的是，如果把含糖软饮和无糖软饮分开讨论，那么含糖饮料与死亡风险升高 8% 有关，后者则足足有 26%。

总的来讲，目前人工甜味剂可能导致癌症的研究基本上是基于动物的研究，并且研究存在一些缺陷，无法证实其对人体有致癌性。

而在流行病学研究中，人工甜味剂和癌症的相关性也存在矛盾。

也就是说，没有高质量证据表明任何一种现有的人工甜味剂会增加人类患癌症的风险。在 2023 年，国际癌症研究机构基于现有的证据，宣布将阿斯巴甜列为"2B 类致癌物"（可能对人类存在致癌风险）。但大家也不必过度担心，含阿斯巴甜的代糖饮料只要一天饮用不超过约 3.2L，是不会超过每日安全剂量的。因此只是偶尔喝一喝，不必恐慌其致癌性。当然，还是要注意不要长期过量食用人工甜味剂。

总的来说，用无糖饮料代替含糖饮料可能并非完美。

一直以来，我们都认为人工甜味剂以什么形式进入身体，就以什么形式排出去，不被我们的身体代谢，也不会对我们的身体产生任何影响。

就像法国侦查学家洛卡德在物质交换原理中所说："每一个行为都会留下痕迹。"

人工甜味剂也会在我们身上留下它来过的痕迹，比如肠道菌群改变、甜味偏好改变、影响肠—脑轴、产生能量补偿、导致肠道神经信号改变等。并且对不同的人来说，它留下的痕迹并不完全相同，具有个体差异性。

科学家逐渐认识到，人工甜味剂对人体的影响并不像我们最初认为的那样是惰性的。目前出现的这些证据也让人产生些许不安，人工甜味剂很可能不是糖的理想代替品，它也会引起其他问题。

虽然人工甜味剂并非洪水猛兽，但确实是具有争议的。考虑到人工甜味剂已经存在于全世界数以千计的食品、饮料以及日用品当中，对我们的影响深远，欧洲食品安全局等权威机构已经着手对各种甜味剂进行重新评估。

就目前来说，不要把无糖饮料当成含糖饮料的健康代替品放肆地喝，也没有必要完全避免。无糖饮料偶尔喝一点，比如一个星期喝 1—2 次，是不太可能对我们的健康造成威胁的。

凡事讲究一个度，中庸之道在食品安全中可以被称为核心思想。

快乐和健康兼得的奶茶喝法

奶茶可能是现在年轻人除了含糖饮料之外最爱的饮品了，各个城市都会有几家网红奶茶店。

奶茶似乎是生活中最为稀松平常的事物，然而，你真的了解奶茶吗？

奶茶的历史

奶茶比较公认的发源地是印度。

印度奶茶准确地说叫作马萨拉印度茶（Masala Chai），是一种加入了香料和牛奶的香料茶，其中马萨拉的意思就是香料。

印度奶茶中经常使用的香料包括肉桂、丁香、小豆蔻、肉豆蔻、生姜、黑胡椒等，因此印度奶茶特别辛辣。

印度奶茶是一种具有驱寒祛湿功效且有丰富营养、能量的饮品，直到现在都深受印度人民的喜爱。

随着印度被殖民者征服，印度奶茶也被英国人带回欧洲。

英国人舍弃了印度奶茶中辛辣的香料，而以不同的红茶为基底，加入少量的牛奶，并加入枫糖，调制出茶味重而奶味较淡的英式奶茶。这也是现代奶茶的雏形和基本配方。

在这之后，世界各地又衍生出各具特色的新式奶茶，比如台湾珍珠奶茶、香港丝袜奶茶等。

传统奶茶

简单地说，奶茶就是在茶中加入奶，任何一种茶和任何一种牛奶放在一起都可以称为奶茶，通过选择不同的茶叶、不同的冲泡手法，加入不同比例的奶制品可以形成不同风味的奶茶。

但通常所说的奶茶都是使用红茶居多，比如非常出名的印度阿萨姆红茶、斯里兰卡锡兰红茶。这是因为红茶味道醇厚、平和，涩味较少，与牛奶和糖可以更好地调和。

做奶茶一般不建议用绿茶、白茶和乌龙茶，因为它们的味道通常不够强烈，经不起牛奶的冲击。当然不同的茶会有其特有的风味，没准你也会喜欢。

奶茶的配料

茶	绿茶、青茶、红茶、白茶、黄茶、黑茶等
奶	鲜奶、淡奶、炼乳等天然奶制品
糖	蜂蜜、红糖、焦糖、砂糖等天然糖
其他	香料

鲜奶

鲜奶含水量比较高，直接和茶调制成奶茶会比较寡淡。比较早期的奶茶基本上都是直接加鲜奶。有的奶茶会将鲜奶和茶一起煮，蒸发掉一定水分后，奶茶会更浓郁一些。

淡奶

淡奶其实就是浓缩的牛奶，是把新鲜牛奶或羊奶经过消毒，然后蒸馏部分水分。一般淡奶的水分比鲜牛奶少 60%。

淡奶虽然还是液体，但质地、口感和味道都比牛奶浓稠，做出的奶茶口感也会更顺滑。

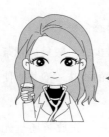

淡奶和淡奶油的区别。
淡奶其实是蒸馏后的牛奶，而淡奶油则是从牛奶中提取的。乳脂含量在 30% 左右的淡奶油，一般会加入乳化剂和稳定剂等。

炼乳

炼乳和淡奶比较类似，区别就在于炼乳中加了很多糖。炼乳的做法是在牛奶中加入 40% 左右的糖，再加热蒸发掉 60% 的水分。炼乳相当于加了糖的淡奶。

经过以上这些配料的组合，再加上不同的制作方法，就形成了各具特色的奶茶。下面是目前比较受欢迎的几款奶茶。

·英式奶茶

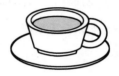

英式奶茶是牛奶和红茶直接混合而成的，对红茶的选择尤为重要。

像印度阿萨姆红茶、斯里兰卡锡兰红茶以及中国的正山小种都是英式奶茶的代表性红茶，口味也各有不同。另外将不同茶拼凑起来的茶包也很受欢迎，比如用正山小种与佛手柑混合而成的伯爵茶。

相对茶的选择，牛奶一般选择全脂奶，口感会更顺滑。

英式奶茶的特点是以茶为主，奶加得比较少，一般只达到茶量的 2%—5%，因为这样才不会掩盖优质红茶的香味。泡茶所使用的水，则最好使用软水。

除此之外，关于英式奶茶有个世纪难题——先放茶还是先放奶？

　　这个问题从 17 世纪就一直争论不休。直到 2003 年英国皇家化学学会发表了一项研究，才终止了这场争论。研究中提到，奶茶之所以美味，主要是因为牛奶中的蛋白质可以抵消茶的苦味。然而蛋白质在 75℃的高温中会发生变质，非但不能和红茶融合，反而会产生一股焦臭味。所以英式奶茶的正确操作方法应该是，先放入少许常温牛奶，再放入热红茶（最好静置 3 分钟左右），这样就能得到一杯散发奶香和茶香的英式奶茶。

　　英式奶茶成分简单，制作也不复杂，可以尝试自己制作，其制作方法在附录 2 的食谱中可以查到哟！

· 港式奶茶

　　由于香港曾经是英国的殖民地，因此英式奶茶也传到了香港。

　　英式奶茶使用的都是昂贵的上等红茶，早期只有达官贵人在高级餐厅中才能够享用。

　　第二次世界大战以后，冰室、大排档等平价餐厅变得越来越普及。平民老百姓也想饮用奶茶，但买不起昂贵的红茶叶，同时英式奶茶又比较淡，不太符合香港人的口味。于是经过香港同胞们的改造，发展出了别具一格的港式奶茶，并成了香港茶餐厅乃至香港饮食文化中的一种标志性饮品。

港式奶茶采用碎红茶叶来泡茶，不但成本低，而且出味快，茶味浓郁，较为符合香港人的口味和生活节奏。

不过这样泡好的红茶需要用过滤袋过滤，过滤袋越细密，冲出来的奶茶越丝滑。白色过滤袋经过茶水的多次冲泡最后呈现咖啡色，看起来像极了丝袜，所以港式奶茶又被称为"丝袜奶茶"。

港式奶茶用的奶是淡奶油或者炼乳，口感会更醇厚。

别看港式奶茶用的只是碎茶叶，其实格外讲究，需要有"上中下"三味拼配：

2—3 种茶做"茶胆"（底味），1—2 种茶做"过味"（中间味），1—2 种茶做吊味。

选用何种茶叶，以怎样的比例来拼配则是各家奶茶店的不传之密。

除此之外，港式奶茶的制作方法也很复杂，讲究拼茶、冲茶、撞茶、焗茶等，经过这些工序的奶茶制作方法被称为拉茶。拉茶由于技术含量高以及对茶的专业知识要求高，所以不易掌握。一位新培训的奶茶师入行 3 年都未必能够冲出一杯港式奶茶。港式奶茶的冲制技艺还于 2017 年被列入了"香港非物质文化遗产代表作名录"。由此不得不佩服香港同胞对饮食严肃的态度，即使生活再辛苦，也要有足够的仪式感。

· 台湾珍珠奶茶

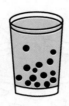

珍珠奶茶的前身是泡沫红茶，就是在冰红茶上加了一层用鲜牛奶打成的泡沫。

在 20 世纪 80 年代，有人将由地瓜粉制作而成的粉圆加入泡沫红茶中，因其酷似珍珠，由此而得名珍珠奶茶。

珍珠奶茶快速取代泡沫红茶成了台湾人最爱的饮品，但直到现在珍珠奶茶的英文仍然被叫作 Bubble Tea。

珍珠奶茶到底是谁发明的，至今也说不清楚。台湾地区著名饮品店"春水堂"和"翰林茶馆"都宣称自己是珍珠奶茶的原创者。这两家为了争夺发明者身份，还曾将对方告到法院，但最终两家都没有申请到专利权或商标权。也正因如此才使得珍珠奶茶有机会被更多茶饮品牌共同推广，成为台湾地区最具代表性的饮料，后迅速风靡全球。

如今我们能购买到的各色奶茶的前身便是起源于台湾地区的珍珠奶茶。我们所熟知的一些饮料连锁店，比如贡茶、CoCo 都可、鹿角巷等都来自台湾地区。

台湾奶茶极富创造力，常常脑洞大开，往奶茶中加入各式各样的配料，茶底也不全是红茶，也可能是乌龙茶或绿茶，品种繁多，这可能也是台湾奶茶备受世界人民喜爱的原因吧。

· 咸奶茶

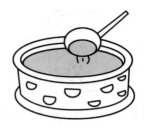

　　虽然奶茶的发源地被认为是印度，但发明将动物奶混入茶水中一起饮用的，一定是北方的游牧民族。

　　在中国的内蒙古、西藏、新疆地区，饮用奶茶的习俗已经传承了千年，直到现在奶茶仍然是日常饮用及待客的必备饮料。

　　但这些地区本身不产茶，茶完全是靠外地或外国供给的，因此这里的奶茶属于受到外来物质和文化影响后的产物，并非纯正的原始习俗。按照国际上通行的相关惯例，这些地区不被认可为发源地。但这些地区的奶茶都具有咸味，因此我们可以把它们看作自成一派的咸奶茶。咸奶茶也受到很多人的喜爱。

　　藏族的酥油茶可以被看作广义上的奶茶，因为酥油指的是牛奶或羊奶煮沸冷却后表面凝结的一层脂肪，也算一种奶制品。酥油茶中会加入盐、姜片、草果和花椒等佐料，咸里透香。蒙古奶茶简单地说是把茯砖茶放到开水中煮，待茶熬成棕红色后，加入炒米、鲜奶、黄油、奶皮子、盐巴等。

　　新疆奶茶则相对简单一些，先将茯砖茶放入开水中煮，随后加入鲜奶，加盐再次煮沸即可，有时可能还放一些酥油、羊油、马油。可见，咸奶茶的做法更像我们平时熬汤。

· 印度奶茶

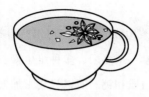

　　印度奶茶是用本地红茶加姜、豆蔻、茴香、肉桂、丁香、胡椒和鲜奶共煮而成的奶茶，是一种非常有特色的香料茶。

　　印度每一家店制作奶茶的用料习惯都不尽相同，而印度的香料种类又名目繁多，所以在制作奶茶时所加香料品种和数量的差异造成了在印度几乎每一家店的奶茶都有其独特味道的有趣现象，这也是印度奶茶所拥有的独特魅力。印度奶茶在西方国家也越来越受欢迎。

　　此外印度南北地区制作奶茶的方式也不同。南方喜拉茶，和香港的拉茶一样，不仅技术含量高，还充满着宗教仪式感。拉茶直到今天只能在印度南部、新加坡、印度尼西亚、马来西亚、英国、中国香港和中国澳门等少数的国家和地区欣赏到。

　　印度北方则是用"煮"的方法来制作，将牛奶倒入锅中，煮沸后加入红茶混合，再用小火煮数分钟，然后加糖、过滤、装杯即可。与拉茶相比，煮茶显然要简单得多。

　　由于很多香料都具有抗炎、抗氧化的功效，印度奶茶可能会带来一些额外的健康益处。

　　不过正在服药的人为了减少食物与药物的相互作用，最好避免饮用印度奶茶。

市售奶茶的庐山真面目

奶茶是由奶和茶构成的，不但可以获得茶中的各种营养素，比如茶氨酸、茶色素、茶多酚、多种维生素、矿物质等，还可以获得牛奶当中的蛋白质和钙。所以只要不加太多的糖，正宗的奶茶其实是一种比较健康的饮品。

但为什么现在我们却总是说奶茶喝多了会危害健康呢？

这是因为你喝到的所谓奶茶，既没有茶也没有奶，而是用奶精、色素、香精、糖精等添加剂勾兑而成的，不仅营养价值极低，还含有大量的糖、饱和脂肪和反式脂肪酸。

大部分市售奶茶的配方

茶	可能有，也可能没有
奶	奶精（植脂末）
糖	果葡糖浆、糖精、甜蜜素等
其他	香精

· 奶精

奶精这个名字很容易给人造成误解，以为它是奶的精华或者至少跟奶有点关系。但实际上，奶精和奶一点关系都没有。硬要扯上关系，就是奶精看起来和吃起来都很像奶。

奶精的主要成分包括氢化植物油、糊精、少量酪蛋白酸钠、奶油香精、乳化剂、抗结剂等成分，脂肪含量达 20%—75%，热量比淀粉还要高。

其中最让人担心的就是氢化植物油。

氢化植物油指用不饱和的植物脂肪经过加氢变成饱和脂肪，在加氢过程中就会生成大量的反式脂肪酸。

最早含有反式脂肪酸的人造黄油被宣传为一种健康的食品，因为它不含胆固醇。但之后研究发现，反式脂肪酸对人体健康有严重的影响。美国食品药品监督管理局在 2015 年宣布反式脂肪酸是不安全的。

反式脂肪酸的特征是其化学结构上有一个或多个"非共轭反式双键"，双键相连的氢原子分布在碳的两侧。

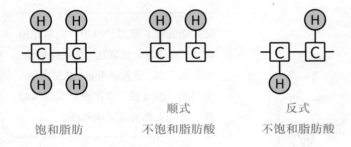

饱和脂肪　　　　顺式　　　　　　　反式
　　　　　不饱和脂肪酸　　　　不饱和脂肪酸

这种结构使得反式脂肪酸不像顺式脂肪酸那样有扭结，因此容易相互堆积，并在血管中形成斑块。

反式脂肪酸会增加坏胆固醇（低密度脂蛋白胆固醇），降低好胆固醇（高密度脂蛋白胆固醇），还可能会升高血压，加速动脉粥样硬化，增加心脑血管疾病风险。

研究表明，饮食中反式脂肪酸摄入量占总能量的比例每增加 2%，就会让心血管死亡风险增加 30%。2018 年 5 月，世界卫生组织发布数据，反式脂肪酸的摄入导致每年 50 多万人死于心血管疾病。

当饮食中的反式脂肪酸被纳入大脑细胞膜中时，会改变神经元的沟通能力，对大脑和神经系统产生不良影响。有研究观察到反式脂肪酸和抑郁症的关系。

也有大量研究显示，反式脂肪酸可能在阿尔茨海默病的发展和年龄相关的认知能力下降中发挥作用。

此外，反式脂肪酸极难代谢出去，它会与不饱和脂肪酸争夺细胞膜的控制权，使细胞膜的结构发生变化，导致细胞病变甚至死亡。

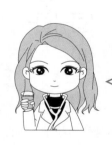

反式脂肪酸有很多"马甲"，氢化植物油、部分氢化植物油、氢化棕榈油、氢化大豆油、植物起酥油、人造奶油、黄奶油、酥皮油、麦淇淋、代可可脂等，实际上都有反式脂肪酸。

反式脂肪酸在脂肪这个家族当中算是十足的坏蛋，有害无利，人体摄入越少越好。《中国居民膳食指南（2022）》指出，反式脂肪酸的每天供能比应低于 1%，一般人群每日反式脂肪酸摄入不要超过 2g。

· 为什么商家偏爱用奶精呢？

因为商家发现用奶精代替牛奶，再添加各种香精、添加剂等，得到的奶茶和用牛奶制作的奶茶在外观上很接近，口感甚至比用牛奶和奶粉更加浓郁丝滑。

同时奶精比牛奶价格便宜太多了，而且容易储存。因为利益的驱使，商家纷纷选择用奶精代替牛奶，而当大家都这么做的时候，也就成了行规。

但有一点需要澄清，奶精并不等于反式脂肪酸。由于原料和生产工艺的改良，现在有的奶精产品中反式脂肪酸的含量可以控制得很低，当然价格也会更高。《食品安全国家标准　预包装食品营养标签通则》(GB28050—2011) 规定，如果每 100g 食品中反式脂肪酸含量≤0.3g，就可以标注为 0。

只是我们无从知道奶茶店使用的奶精质量到底如何。至少从市场抽检结果来看，一杯奶茶店的奶精奶茶，反式脂肪酸含量在 3.7—6.2g 不等。一杯奶茶就足以让一天的反式脂肪酸摄入量超标。

现在消费者开始有了主动追求健康的意识，一些高端奶茶企业主动使用鲜奶而不是奶精来制作奶茶，但价格会高很多，受众面很小。直到目前，市面上绝大部分奶茶店，使用的仍然是奶精（或多或少会添加奶精）。

· 市售的一杯奶茶会给你带来什么？

从奶茶店购买的奶茶最大的问题就在于配料和营养成分不

明，店家用了什么材料，什么质量的奶精，加了多少糖，加了哪些添加剂，我们都很难得知。

根据上海市消费者权益保护委员会对市面上畅销奶茶的调查数据，情况不容乐观。

我们来看看喝一杯市售奶茶你会得到什么？

摄入超多热量

一杯普通奶茶的热量在 250—300kcal，如果含奶盖，能量会达到 400—450kcal，相当于多吃了一顿饭。

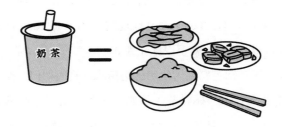

摄入超多添加糖

调查表明，市售奶茶的添加糖含量比一般的含糖饮料还要高，达到 15%—25%。在正常加糖的奶茶产品中，含糖量平均为每杯 33g。大部分标榜"少糖"和"无糖"的奶茶中仍然含糖，最高的可以达到每杯 34g。而《中国居民膳食指南（2022）》推荐，每天添加糖的摄入不应该超过 50g，最好控制在 25g 以内。

如此多的糖分摄入会导致血糖快速升高，胰岛素分泌增加，久而久之，将增加患糖尿病、心血管疾病和癌症的风险。

摄入大量咖啡因

其实很多人不知道奶茶中含咖啡因，更不知道奶茶中的咖啡因含量还不低。

调查显示，一杯奶茶的咖啡因平均含量为 270mg，含量最高的甚至达到 428mg（相当于 4 杯中杯美式咖啡的咖啡因含量）。

长期每天摄入过多咖啡因，就可能引起焦虑、神经过敏，以及头痛和睡眠障碍等，特别是对咖啡因比较敏感的人，一杯奶茶就足以让你彻夜难眠了。

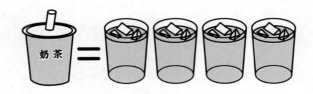

摄入大量的饱和脂肪和反式脂肪酸

调查显示，脂肪含量最多的一杯奶茶就可提供 41g 脂肪，超过成人每日推荐摄入脂肪量的一半。其中也包含前面提到的大量反式脂肪酸。

长期摄入这种用添加剂勾兑的奶茶，不但毫无营养价值，还会造成肥胖，增加脂肪肝、糖尿病、心血管疾病等发病风险。

之前微博有条热搜，称一个男子每天喝 6 杯奶茶患近 10 种疾病，还真的是一点都不夸张。

由此可见，奶茶本质上是一种健康的饮品，只是在市场化的过程中，逐渐演变成现在这种对健康会产生实质性危害的"奶精茶"。因此，还是建议少喝。

　　即使是用真茶真奶做出的奶茶，商家要保证口感，仍然会添加大量的糖分，里面的珍珠、奶盖等配料也含有大量的能量。

　　最推荐的还是自己制作奶茶，简单、方便还健康。

喝果汁还是吃水果？

《令人心动的 offer》第二季中有个小插曲，导师请一个实习生喝茶，却被实习生拒绝了，理由是觉得咖啡、茶、含糖饮料都不够健康，他平时只喝白开水和果汁。相信很多人都和这个实习生一样，根深蒂固地认为果汁是一种非常健康的饮品。很多的养生达人，每天都会为自己和家人榨五颜六色的果汁来喝，鲜榨果汁似乎成为一种高品质健康生活的标志。而事实上，果汁并不像我们想象中那么健康。

什么是果汁，什么是果汁饮料？

在探讨果汁健不健康之前，我们必须先区分一下，什么是果汁，什么是果汁饮料。

果汁是指 100% 的纯果汁，只使用水果加工制成未经发酵的汁液。

果汁还可以分为以下几种。

· **鲜榨果汁**

鲜榨果汁是直接将水果榨成汁。

因此，鲜榨果汁无论口感还是营养价值都是最好的。

但鲜榨果汁的一个缺点就是不易保存，一般鲜榨现饮，最好不要放置超过 2 个小时；实在喝不完要密封放入冰箱，24 小时内饮用。

自己做鲜榨果汁有个问题是比较耗时，不但需要清洗水果、切块、榨汁，完了还需要清洗榨汁机。

还记得好多年前我头脑发热，买了一台榨汁机，花了好几百块，结果用两次就闲置了，主要就是因为太麻烦了，要喝到一杯 200mL 的果汁，前前后后需要折腾一个多小时。

· **FC（浓缩还原果汁）**

浓缩还原果汁是把水果榨汁以后，经过高温蒸发水分变成浓缩果汁，再在浓缩果汁中加入其失去的水分进行还原，再杀菌灌装进行销售。

这种果汁虽然也会标注是 100% 纯果汁，但配料则是浓缩果汁和水。

之所以要这样大费周章，主要是鲜榨果汁保质期很短，这样浓缩以后，不但体积下降，且含糖量高，不易变质，大大节约了运输和储存的成本。

虽然说是 100% 的果汁，浓缩还原果汁在浓缩过程中经过加热，可能会导致一些不耐热的维生素的损失，比如维生素 C。无论是口感还是营养价值都不如鲜榨果汁。

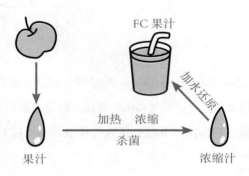

· NFC（非浓缩还原果汁）

非浓缩还原果汁是直接将新鲜水果压榨出来的果汁，经瞬间杀菌后直接灌装。

也就是说，非浓缩还原果汁不经过高温浓缩，而是利用巴氏消毒法进行加热灭菌，既能够达到消毒的目的，又更好地保留了果汁中的营养成分，口感也更好。

现在很多主打非浓缩还原（Not From Concentrate，NFC）的瓶装果汁，配料表中就只有果汁。

虽然非浓缩还原果汁保质期比鲜榨果汁长，但是需要在 0—6℃低温保存，价格也相对会贵一些。

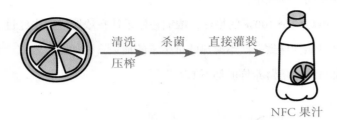

清洗
压榨 → 杀菌 → 直接灌装

NFC 果汁

· HPP 果汁

HPP 是 High Pressure Processing 的缩写，意思是超高压冷杀菌技术。该技术就是利用密封高压的方法，通过超高的压力，将果汁中的细菌、酵母菌和其他有害微生物杀死，所以 HPP 果汁的配料只有水果。

这种果汁的优点在于制作的过程中全程低温，不仅可以杀掉微生物，而且由于没有经过剧烈的温度变化，果汁的风味和营养得以保留，甚至比鲜榨果汁保留的营养更多。但它的缺点就是太贵了，很少有消费者能接受。所以目前市面上这种果汁并不多。

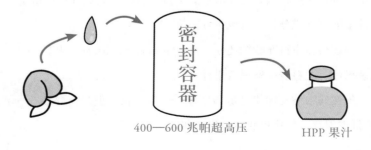

密封容器

400—600 兆帕超高压

HPP 果汁

· 果汁饮料

还有一种我们非常熟悉的果汁饮料，价格便宜，各大超市都有售。

果汁饮料当中也会添加果汁，但是含量很低，一般只有10%左右。除此之外，其中添加了大量的糖、防腐剂、食用香精、色素等。看它的配料表会发现，水占第一，糖占第二，几乎可以说是"糖水"了。

所以果汁饮料只是一种有果味的含糖饮料，和果汁有天壤之别。

很多人小时候喝的果珍，它的主要成分就是蔗糖、浓缩果汁、色素、防腐剂等，用水一冲就可以喝，味道是酸酸甜甜的橙汁味道，也算是一种果汁饮料。

各种果汁一览表

	鲜榨果汁	FC果汁	NFC果汁	HPP果汁	果汁饮料
处理方式	直接榨取	浓缩还原	压榨高温杀菌	低温高压杀菌	/
配料表	果汁	浓缩果汁、水、少量添加剂	果汁	果汁	果汁、水、糖、添加剂
营养价值	5	3	5	5	1
储存方式	避光冷藏	避光常温	避光常温/冷藏	冷藏	常温
价格	★★★	★	★★	★★★★	★

警惕勾兑果汁

有些饮品店、自助餐厅，甚至高级酒店出售的所谓"鲜榨果汁"，可能都是用"果汁伴侣"或果粉勾兑而成的。

这种勾兑果汁没有什么营养价值可言，由于不知道其原料到底是什么，添加剂有没有超量或超范围使用，因此，饮用这种勾兑果汁可能对身体健康构成潜在威胁。

根据规定，鲜榨果汁内是不得含有添加剂的。采用浓浆、浓缩汁、果蔬粉调配而成的饮料，不得称为鲜榨饮料。商家打着"鲜榨果汁"的名义销售勾兑饮料，涉嫌虚假宣传，是欺骗消费者的行为。如果掌握相关证据，可向工商部门投诉。

分辨鲜榨果汁和勾兑果汁的方法。

1. 看泡沫。泡沫久久不散的一般是鲜榨果汁，泡沫很快消失或根本没有泡沫的一般是勾兑的。

2. 看颜色。鲜榨的果汁颜色比较暗，而且很容易被氧化，出现变色、分层的现象；而勾兑果汁无论放置多久，颜色都同样新鲜，色彩均匀。

3. 尝味道。鲜榨果汁口感不是特别甜，反而会有一点点酸味或苦味；而勾兑的果汁往往是纯甜味。

4. 闻气味。鲜榨果汁的香味比较清新自然；而勾兑果汁因为含有大量的香精，闻起来香味更浓郁。

5. 看质感。鲜榨果汁更加黏稠，会伴有果肉的沉渣；勾兑果汁清澈、透亮。

由于果汁饮料和勾兑果汁本身已经脱离果汁的范畴，后面我们讨论的"果汁"均默认为纯果汁，而非果汁饮料或勾兑果汁。

吃水果与喝果汁的区别

· **果汁为什么不能代替水果？**

多吃水果和蔬菜，可能是你听得最多的健康建议了。因为水果和蔬菜是维生素、矿物质、膳食纤维和植物化学物的重要来源。

大量的证据表明，每天吃富含水果和蔬菜的饮食，有助于降低许多主要疾病和死亡原因的发病风险，包括心血管疾病、中风、2 型糖尿病、一些癌症和肥胖等。

因此各国的膳食指南都将水果和蔬菜作为推荐摄入的食物种类。

我国《中国居民膳食指南（2022）》推荐，成年人每天应摄入新鲜水果 200—350g。

然而实际上，我国居民平均每天摄入的水果量仅有 38.1g，远远低于推荐量。

很多人不怎么吃水果的主要原因是怕麻烦。苹果、梨等水果需要清洗、削皮；蓝莓、草莓等水果需要认真清洗，害怕农药残留；橘子、柚子这些水果虽然可以直接剥皮，但会弄得满手都是，特别是在一些比较庄重的场合，吃起水果来还显得不太雅观。

相对而言，果汁就方便多了，特别是盒装或瓶装的纯果汁，随时随地都可以饮用。果汁味道比水果更甜，喜欢甜的人会觉得果汁更好喝。并且果汁的魅力还在于，不同的水果按照不同的比例榨出的汁会有各种独特的风味。

你可能会认为，既然果汁是直接从水果中提炼出来的，那么它们在营养上一定是等价的。许多觉得吃水果麻烦的人可能就会萌生"水果吃不够，靠果汁来凑"的想法。

但可惜，即使果汁是当场鲜榨的，喝果汁也不如吃完整的水果健康。因为果汁只是水果的一部分，两者在营养价值和对健康的影响方面还是存在很大差异的。

· 水果被压榨成汁以后会产生哪些改变呢？

损失掉绝大部分膳食纤维

2019 年 1 月 10 日发表在《柳叶刀》上的一项研究证实，没有所谓完美饮食，但所有的"有益"饮食都有一个共同特点——富含膳食纤维。

但现在的人吃得越来越精细，导致膳食纤维普遍摄入不足。

世界卫生组织和各国营养学界对膳食纤维的摄入给出了统一的建议，即每人每天摄入量在 25—35g 之间，每天摄入超过 29g 膳食纤维会带来更好的效果。目前我国居民每天从膳食中摄取的膳食纤维总量只能达到 8—12g，远远低于推荐量。

本来水果是膳食纤维的一个重要来源，但水果在榨汁过程中却会丢失掉 90% 以上的膳食纤维。比如，一个橙子含膳食纤维大约 2.9g，但一杯 240mL 的橙汁（需要 2—3 个橙子）却只含有 0.7g 的膳食纤维。但也有一些水果经过榨汁仍然可以保留较多的膳食纤维，比如西梅、火龙果。

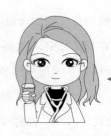

膳食纤维被称为人类"第七大营养素"，不仅可以调节肠道菌群，增强肠道蠕动，缓解便秘，还可以抑制胆固醇的吸收，降低患高血压、糖尿病、心脑血管疾病、结直肠癌和乳腺癌等的风险。同时，膳食纤维还可以增强饱腹感，有利于控制体重。

损失掉一部分营养素

在水果还是完整的时候，细胞结构也是完整的，其中包含的维生素和抗氧化成分与氧气以及各种氧化酶是分开的，因此得以保持稳定。直接食用水果，口部咀嚼对细胞破坏较少，维生素 C 与氧气的接触机会较少，损失较小。

然而在榨汁的时候，刀片高速旋转会把这些细胞全部打碎，细胞液中的各种成分随之流出混合在一起，这样维生素 C 就会和多种氧化酶以及氧气接触而被破坏。

有研究测试了芒果和橙子在榨汁后维生素 C 的流失量，分别达到了 58.9% 和 32.8%。并且果汁的储存时间越长，维生素 C 和抗氧化物质就会流失得越多。

所以如果要饮用鲜榨果汁，应该在榨汁后立即饮用。如果是商品化果汁，由于要经过高温、巴氏消毒等生产过程，并且在售出前经过长时间的储存，维生素C以及一些不耐热的维生素（如β-胡萝卜素、叶酸等）的损失还会更大。

一项研究对比了商品化橙汁和自制橙汁之间营养成分的差异，发现商品化橙汁中维生素C和叶酸的含量分别比自制橙汁低15%和27%。

水果用什么部位来榨汁，关系到果汁中植物化合物的含量。比如，葡萄的多酚（例如白藜芦醇），77.3%在葡萄籽中，21.6%在葡萄皮中，只有1.1%在葡萄的肉当中；而橘类水果的黄酮类物质则大多存在于表面的那层白色海绵层中。在榨汁过程中，这些部分往往被丢弃，保留下来的植物化合物就比较少。而像草莓、蔓越莓等水果，整个都可以用于榨汁，植物化合物则可以被更多地保留。

此外，商品化果汁在巴氏消毒、热处理以及储存过程中，植物化合物也会有不同程度的损失。而果汁中的矿物质，比如钾、镁等，还是可以比较完整地保留下来。

因此，果汁中维生素C以及抗氧化物质的含量可能远没有你想象中那么丰富。

获得它们最好的方式还是吃新鲜的水果和蔬菜。

含糖量增加

一杯240mL的橙汁，热量为117kcal，糖分则达到27.6g，含糖量已经达到了 11.5%。而实际上，很多时候为了口感，还会在橙汁中额外加入一些糖。

这样算下来，果汁的含糖量比含糖饮料还要高很多。而且果汁当中的糖分和水果中的糖分还不一样。水果虽然含糖量也很高，但因为细胞未被破坏，并且膳食纤维会和水果中的天然糖结合在一起，糖分在肠道的吸收是缓慢进行的，有利于控制血糖水平。但果汁因为细胞被破坏，加之膳食纤维也被去除，糖分变成了游离糖，这就和含糖饮料中的添加糖没有太大的差别了。这些游离糖到达肠道后会被快速吸收，可能致使血糖和胰岛素快速升高。

水果和绿叶蔬菜由于其低能量密度、低血糖负荷、高纤维和高微量营养素含量，可能有助于降低 2 型糖尿病的发病风险。而饮用果汁和糖尿病发病风险之间的关系却并不明确。

在一项随访了 18 年的队列研究中，参与者为年龄在 38—63 岁之间的 7 万多名女护士。每天增加 3 份水果的参与者，与水果摄入较低的参与者相比，糖尿病风险下降了 18%。然而每天增加 3 份果汁（约 720mL）的摄入和糖尿病风险增加 18% 相关。

2015 年发表在《英国医学杂志》上的一项包含 3 万多人的荟萃分析发现，排除肥胖的因素后，每日摄入 250mL 含糖饮料，2 型糖尿病风险增加 13%。而每日摄入 250mL 果汁，糖尿病风险同样会增加 7%。然而，还有一些研究发现饮用果汁和糖尿病风险无关。

饱腹感更低

固体食物在胃里能停留较长时间，因此比液体更能引发饱腹感。曾有研究比较了苹果与苹果汁的饱腹感，即使含有相同热量和纤维，苹果的饱腹感也较强。

而一般果汁中几乎没有膳食纤维，这导致饮用果汁饱腹感会更低。

我们应该都有体会，一般一次性吃 1—2 个橙子就可能会觉得饱，但喝 500mL 的橙汁（约 5 个橙子榨成），摄入的热量翻了好几倍，却没有什么饱腹感。

我们吃水果和蔬菜，并非仅仅为了获得其中的维生素、矿物质和膳食纤维，还需要它们给我们带来的饱腹感，来控制总能量的摄入。

所以果汁并不能达到水果增加饱腹感的效果，喝完果汁后，我们对其他食物的摄入并不会减少。

还有研究表明，当成人和青少年在吃早餐时喝两杯（500mL）橙汁，与喝水相比，餐后身体脂肪的燃烧减少了 30%，更容易形成脂肪堆积。这和果汁中富含果糖密切相关。

因此，和饮用含糖饮料一样，大量饮用果汁也可能会增加肥胖的风险。

· 果汁是好是坏？

水果的加工程度提高，对健康的危害性会逐渐显现。

新鲜水果或干燥水果对健康有保护作用或中性作用。

饮用纯果汁是否会影响健康是有争议的，这可能是因为纯果汁中既有维生素、矿物质及植物化合物等有益因素，也有含糖量高这样的有害因素。

看到这里你应该明白，果汁可能并不算是一种非常健康的饮品。我认为它是介于含糖饮料和水果之间的一种饮品。和含糖饮料相比，它含有一些维生素、矿物质，甚至是一些有益的植物化合物；但由于缺乏膳食纤维，各种营养素明显损失，并且含糖量较高，它又是远远不如新鲜水果的。

虽然目前的研究在果汁对糖尿病、肥胖的影响上的证据并不一致，但你会发现很多显示果汁没有害处，甚至有益的研究都是果汁赞助的，并且参与者每天饮用的果汁量也都在 240mL 以内。

考虑到很多果汁确实会升高血糖，以及果汁确实含有较高能量，我认为它更偏向于含糖饮料。

如果长期不控制总能量摄入，并且大量饮用，果汁可能像含糖饮料一样对身体产生类似的危害。2019 年发表的一项研究发现，每天饮用 340mL 果汁与全因死亡率增加 24% 相关。

因此，果汁也并非含糖饮料最好的代替品。

· **每天可以喝多少果汁？**

《中国居民膳食指南（2022）》直接指出果汁不能代替水果。而美国农业部（USDA）则建议每日推荐的水果摄入量中至少有一半来自新鲜水果。

所以在有选择的情况下，尽量吃新鲜水果。实在需要饮用果汁来代替一部分没吃够的水果和蔬菜，也是可以接受的，但大量饮用果汁或用果汁来补充水分是不行的。

建议选择 100% 的纯果汁或鲜榨果汁，并且每天的饮用量不要超过 240mL。如果是含糖量比较高的果汁，最好控制在100mL 以内。

考虑到果汁对血糖的影响，建议糖尿病患者，包括妊娠糖尿病患者避免饮用果汁。而对儿童、婴幼儿来说，饮用果汁可能会增加肥胖及蛀牙的风险，并且导致其更容易偏爱含糖饮料，所以也应该尽量避免饮用果汁。

· 如何做出一杯健康一点的果汁呢？

按照下面的方法制作果汁，营养会更好一些，对血糖也会更友好。

1. 最好选择含糖量不太高或榨汁后可以保留膳食纤维的水果来榨汁。比如，草莓、蓝莓、覆盆子、牛油果、西梅、蔓越莓、桑葚、柚子、圣女果、火龙果、杨梅、柚子等。

2. 在果汁中还可以加一些蔬菜，做成果蔬汁。蔬菜的含糖量比较低，和水果一起榨汁会稀释糖分，营养素也更加全面，可以选择胡萝卜、芹菜等。

3. 可以在果汁中额外加入一些亚麻籽粉或奇亚籽，来增加果汁的膳食纤维含量。

4. 可以用水进行稀释，降低含糖量。

· 鲜榨果汁变色以后还可以喝吗?

鲜榨果汁变色主要是因为其中的多酚类抗氧化物质接触空气被氧化,并非坏了或有毒。

虽然变色后果汁的营养价值有所降低,并且口感也会变差,但还是可以喝的。

一般建议果汁榨好以后不要放置超过 2 个小时,放入冰箱冷藏也最好在 24 小时内喝完。

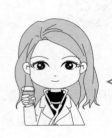

如果在榨汁前把水果和蔬菜在沸水中略微烫一下,让氧化酶失活,榨出的果汁更不容易变色,并且营养素损失更小。

果醋是醋还是饮料?

· 果醋是如何制作出来的?

原浆果醋是将压碎的水果暴露在酵母当中,酵母将糖分发酵为酒精后,再添加细菌对酒精进行发酵,将其转化为醋酸。

一般果醋含有 5%—6% 的醋酸。醋酸使果醋具有强烈的酸味。做凉拌菜、沙拉都可以加一些果醋,起到调味的作用。也有将这种原浆果醋兑水来喝的,但口感并不是很好。

目前市面上的果醋,很多都是果醋和果汁、果葡糖浆、蜂蜜等原料混合而制成的饮品，酸中带甜，具有果汁的清香，还减少了原醋中的生涩味，提升了口感，比较容易被消费者接受。

总的来说，目前果醋主要还是被当成养生饮品来进行销售。那果醋是否真的对健康有好处呢？

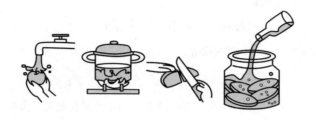

· 果醋的健康益处有哪些？

从果醋的制作上就可以看出，果醋其实就是一种酿造食醋，本质上和家里买来做菜用的醋没有太大的区别，主要成分都是醋酸。所有醋可能具备的益处，果醋也一样具备。

帮助杀死有害细菌

醋当中的醋酸可以杀死有害细菌和抑制细菌繁殖，因此可以使用醋进行清洁和消毒，并且可以用来保存食物。

可能具有帮助降低血糖水平的作用

一些小型研究表明，醋可以改善胰岛素抵抗，和碳水类食物同时食用，可以降低餐后血糖反应，睡前食用果醋可以降低空腹血糖。

由于这些研究的样本量比较小，并且数量也不多，尚不能明确醋或果醋是否真的具备这样的效果。当然也不能代替正规的降糖治疗。

可能有助于减肥

一项针对 175 名肥胖者的研究表明，持续 3 个月，每天食用 15mL 果醋，可以使体重下降 1.2kg；每天食用 30mL 果醋，可以使体重下降 1.7kg。这可能是果醋通过提高饱腹感、降低血糖以及降低胰岛素水平引起的。

果醋是否真的有助于减肥，目前证据仍然不足。

改善心血管疾病

研究发现，果醋（醋）可以改善心血管疾病的风险因素，比如降低胆固醇、甘油三酯、降低血压，因此认为醋可以改善心脏健康。

然而目前的这些研究一般都是基于动物实验的，并没有充分的证据表明醋有益于人类的心脏健康。

因此，多喝醋可以软化血管，减少心脏病、冠心病发病风险等说法，其实并没有太多科学依据。

· 果醋喝多了可能有哪些副作用？

果醋含有很多酸性物质，饮用过多可能会造成以下这些问题。

灼伤喉咙

原浆果醋中含有较高浓度的醋酸，具有一定的腐蚀性，如果儿童意外吞食很有可能会导致喉咙灼伤。

建议将家中的果醋放置在儿童拿不到的地方，或用儿童打不开的容器保存，以免儿童误食造成伤害。

侵蚀牙釉质

很多人喝了果醋以后可能都会感觉牙齿很不舒服。果醋中的醋酸酸度很高，会使牙齿中的矿物质流失，损伤牙釉质。每天饮用一杯原浆果醋，长期会导致严重蛀牙。所以不推荐长期大量饮用果醋。饮用时建议使用吸管，并且在饮用以后尽快漱口，减少醋酸对牙齿的损伤。

可能导致一些消化道的副作用

大量喝果醋可能会引发食欲下降、恶心感、胃排空延迟、胃灼热、腹胀等。如果是消化功能本身就不太好的人，就不太建议其大量喝果醋。

· 果醋应该怎么选？

总的来说，果醋的健康益处其实并不明确。它和一般的醋主要的不同点就在于它本身带有一定的风味，并包含一些水果当中的有益成分，比如果胶、有机酸，以及少量的维生素和矿物质。

如果你只是把果醋当成一种别具风味的饮料来喝，可以选择果醋饮品。但是因为其中添加了一些添加糖及添加剂，一定要控制量。

　　如果你是想通过饮用果醋来获得一些健康益处，建议选择无添加的原浆果醋。但是由于其存在健康益处的证据有限，你也不要抱太大希望。

　　并且要提醒的是，不建议长期大量饮用果醋，以免带来一些副作用。

运动饮料别乱喝

在全民运动的号召下，喜爱运动的人越来越多。运动饮料作为专门为运动员、健身人群及体力劳动者设计的一种饮料，也逐渐受到大众的欢迎。很多人都喜欢运动完喝上一瓶运动饮料。

但现在功能饮料种类繁多，很多人不能区分运动饮料和其他功能饮料，造成错误消费或过度消费。

什么是运动饮料？

· 运动饮料的定义

根据国家标准 GB15266—2009，运动饮料被定义为"营养素及其含量能适应运动或体力活动人群的生理特点，能为机体补充水分、电解质和能量，可被迅速吸收的饮料"。

也就是说，名副其实的运动饮料应该具备两个特征。

1. 快速为机体提供足够的水分和电解质；

2. 快速为机体提供足够能量。

因此，运动饮料的渗透压一般等于或略低于人体血浆渗透压，这样才能让水以及其他营养成分被人体快速吸收。

运动饮料中一般包含哪些成分呢？

· 水

我们在运动的时候，因为身体产热增加，特别是在运动比较剧烈、环境温度比较高的时候，为了快速降低身体的核心温度，会大量出汗，导致脱水。

如果水分丢失进一步加重，在严重失水状态下，机体散热受到影响，而运动中又不断产热，导致体温不断增加，可能会引起热衰竭、热休克等，甚至危及生命。

因此，运动饮料最基本的功能就是补充在运动过程中身体流失的水分，预防脱水。

· 电解质

在运动过程中，随着汗液的流失，钠、钾、镁、钙等电解质也会随之流失，导致体内电解质平衡被打破，出现低血钾、低血钠、低血钙、低血镁等症状，比如心慌、肌肉无力、小腿抽筋、低血压，甚至晕厥。

快速补充人体由于运动所失去的电解质，不但有利于运动状态恢复，还有利于预防电解质紊乱带来的危险。

大量出汗后如果大量补充不含电解质的液体，可能会进一步稀释血液中的电解质，严重时甚至可能导致死亡。

根据国家规定，运动饮料钠的含量为 5—120mg/100mL，钾的含量是 5—25mg/100mL。

· 糖（碳水化合物）

运动的过程就是快速消耗能量的过程，机体需要提供足够的能源物质来满足运动的需求。

糖在体内具有消化吸收迅速、容易运输、氧化时耗氧量低等优点，是人体最经济、最直接的能量来源，也是肌肉活动中重要的能量物质。

糖以糖原的形式储存在骨骼肌和肝脏中，但体内的糖储备毕竟是有限的。如果在运动中被大量消耗而没有得到及时补充，肌肉就会因为没有能量的供应而出现乏力，运动表现也随之下降。

此外，大脑 90% 以上的供能来自血糖，血糖的下降会使大脑对运动的调节能力减弱，并产生疲劳感。

因此，科学配方的运动饮料中必须含有一定量的糖，才能起到补充能量、降低运动疲劳感、提升运动表现的作用。

美国健身协会推荐，高强度运动即一小时以上的力量训练或者长跑，每小时应摄入 30—60g 糖。因此一般运动饮料的糖浓度在 3%—8%，以葡萄糖、果葡糖浆和蔗糖为主。

· 维生素

在运动过程中，一部分水溶性维生素也会随着汗液丢失，尤其是维生素 C 和 B 族维生素。

这些维生素对运动能力和疲劳感同样有影响。比如 B 族维生素一般会作为辅酶参与糖和脂肪的能量代谢；而维生素 C 的补充则可以对抗运动中的氧化应激反应，减轻肌肉损伤，有助于运动后的恢复。

关于运动饮料，相关国家标准规定，维生素 C 添加不应超过 120mg/L；维生素 B_1 及其衍生物添加量为 3—5mg/L，维生素 B_2 及其衍生物添加量为 2—4mg/L。

· 其他

一些运动饮料除了添加以上基础成分以外，还可能添加左旋肉碱、牛磺酸、膳食纤维，以及一些植物活性提取物等。

由于碳酸产生的气体会引起胃部胀气和不适，并刺激咽喉，造成饮用困难。咖啡因有利尿作用，会加重脱水。咖啡因和酒精都对中枢神经有刺激作用，不利于运动后的恢复。因此，运动饮料中一般不能含有碳酸、咖啡因和酒精成分。

· 适宜人群

在天气炎热的情况下，持续运动 1 个小时以上，并伴随大量出汗的人。比如在打篮球、踢足球、长跑、爬山、高温瑜伽、铁人三项等运动过程中可以补充运动饮料。

运动饮料怎么喝?

· 如何选择运动饮料?

由于现在的饮品种类繁多,市面上很多自称运动饮料的饮品并没有达到运动饮料的标准,我们在购买的时候一定要注意查看配料表和营养成分表,选择合格的运动饮料。

主要需要关注以下几个问题。

1. 看是否含有钠、钾等电解质。

选购的时候要看看配料表中是否含有氯化钾、氯化钠(食用盐)等成分。如果运动时间长于 1 小时,补液饮料还应含有50—70mg/100mL 的钠,因此最好选择钠含量在此范围内的运动饮料。

2. 看配料表中的糖分是否主要由白砂糖或葡萄糖提供。

不要选择果葡糖浆含量比较高的运动饮料,起码白砂糖在成分表中要排在果葡糖浆前面。只有使葡萄糖含量更高一些,果糖含量低一些,才更有利于代谢。

3. 不能含有二氧化碳、碳酸、咖啡因、酒精。

4. 尽量选择添加剂相对较少的产品。

· 运动饮料可以代替水来喝吗?

由于大众对运动饮料不够了解,加上商家暗示性的宣传,比如请运动明星代言等,让人觉得运动饮料是一种很健康的饮品。

很多不运动的人也开始饮用运动饮料，有的人甚至把运动饮料当成日常饮料来喝，但这样做是不妥当的。

我们已经知道，运动饮料是针对运动人群的需求设计的饮品，有两个特点：一是含糖量较高，二是钠含量较高。

如果并没有进行高强度的运动，盲目补充运动饮料，相当于给自己摄入高糖高盐，增加身体代谢负担。

特别是患有一定基础疾病的人，比如高血压、心脏病、肾脏病患者，饮用运动饮料可能会升高血压，造成水钠潴留，增加心脏、肾脏的负担。而对糖尿病患者、超重肥胖的人来说，喝运动饮料不利于控制血糖和体重。高尿酸血症患者饮用运动饮料，还有可能诱发痛风。

儿童经常喝运动饮料也对健康不利，有研究表明，长期饮用运动饮料，会增加儿童肥胖和蛀牙的风险。

因此，对不怎么运动的人来说，运动饮料其实就是一种添加了维生素和矿物质的含糖饮料，不建议用来代替水。

· 如何自己配制"运动饮料"？

其实我们可以看出，运动饮料的成分并不复杂，完全可以自制。不但可以免除对添加剂的担忧，口味也可以自己调配，更加个性化，并且自制的成本非常低。

方法一：口服补液盐 II 冲泡法

主要成分：氯化钠 1.75g、氯化钾 0.75g、枸橼酸钠 1.45g、无水葡萄糖 10g。

配制方法：将一袋口服补液盐溶于 500mL 的温水中，即可饮用。如果想调整口味，也可以适当加入一些柠檬汁、蜂蜜等，但要维持低渗透压的话，就需要多加一些水。

这种制作成本低廉，也比较方便，是最为推荐的一种自制"运动饮料"的方法。

方法二：泡腾片法

主要成分：根据泡腾片产品而定。

配制方法：购买主要成分是电解质、碳水化合物和维生素的泡腾片，一般是把 1 片泡腾片加入 200—350mL 的水中，等泡腾片完全溶解后饮用。

这种用泡腾片配制的"运动饮料"，渗透压比较难以掌握，而且需要等待溶解，价格貌似也不便宜，所以并不是很推荐。

方法三：简易糖盐水

配制方法：500mL 温水＋40g 蔗糖 /20g 葡萄糖＋4g 盐

家中如果有葡萄糖制剂就用葡萄糖，如果没有就用蔗糖代替。配制出来的成品渗透压略低于人体的渗透压。这种配制方法简单方便，在自己家厨房就可以搞定，不过不能补钾。话说回来，其实很多所谓运动饮料也都不含钾。

一些容易和运动饮料搞混的饮品

· 能量饮料

能量饮料是指包含了咖啡因、牛磺酸以及其他成分（糖、氨基酸、中草药提取物及 B 族维生素等）的饮料。

由于广告宣传的模糊性（有的会请运动明星代言），很多消费者把能量饮料误认为运动饮料。判断一种饮料是能量饮料还是运动饮料，关键看它是否含有咖啡因和牛磺酸。咖啡因可改善大脑功能在前文讲过。绝大多数能量饮料中会添加牛磺酸和咖啡因。

能量饮料的主要作用就是在我们加班熬夜、特别困倦的时候，帮我们提神醒脑，比如红牛、乐虎、魔爪、东鹏特饮等，就属于这一类。

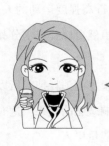

牛磺酸是身体所需营养成分之一。人在进行长时间的脑力活动后，体内的牛磺酸就会被不断消耗，会感到疲劳、头晕、精神不振、记忆力下降等，补充牛磺酸这些情况就能有所改善。

能量饮料一般渗透压比较高，不利于水分吸收，同时还含有高剂量的咖啡因，因此并不适合运动时饮用。平时不到万不得已也尽量少喝，因为能量饮料中含有大量的糖、咖啡因和其他添加剂，不但不利于健康，还可能让人出现依赖性。

由于能量饮料中含有大量的咖啡因，饮用能量饮料很容易出现咖啡因摄入过量，引起头痛、紧张、焦虑、失眠、心律失常，甚至心脏骤停。特别是儿童和青少年、心脏功能不好和对咖啡因敏感的人，一定要避免饮用能量饮料。

适宜人群：熬夜的，困倦的，需要维持清醒、强打精神的成年人（对咖啡因不敏感及无心脏疾病类人群）。

· 电解质饮料

电解质饮料含有人体必需的钠、钾、镁、钙等电解质，和人体汗液成分相近（渗透压相等），可以迅速补充人体流失的水分和电解质，起到预防脱水和预防电解质紊乱的作用。

电解质饮料和运动饮料最大的区别就是不含糖，但可能含有甜味剂。

对那些为了减肥，而不是为了竞技而进行高强度运动的人，我更推荐其饮用电解质饮料。因为运动饮料虽然可以补充水分和电解质，但是含糖量和能量都比较高。

一瓶运动饮料的能量，可能需要跑 2 公里才能消耗掉，所以如果一边运动，一边喝运动饮料，可能会影响减肥的效果。这时选用电解质饮料的话，就可以避免这部分的能量摄入。

此外，在防暑降温、严重呕吐腹泻的时候都可以适当地补充电解质饮料。和运动饮料一样，电解质饮料由于高钠的问题，也不太适合作为日常补水的饮品。

适宜人群：进行高强度运动或大量出汗，但没有补充能量需求的人。

· 维生素饮料

维生素饮料是指添加了诸如维生素 B_1、维生素 B_6、维生素 B_{12}、维生素 C、烟酸等维生素的饮料。

因为维生素饮料不含电解质，所以并不适合在高强度的运动中饮用。很多维生素饮料也很容易被误认为运动饮料，比如我们非常熟悉的脉动。如果你仔细查看它的配料表，就会发现它根本不含电解质。

虽然维生素饮料中的某些维生素含量确实比较高，能够起到一定膳食补充的作用，但维生素饮料中维生素的种类一般比较单一，不能用来代替新鲜的蔬菜和水果。不能认为喝了维生素饮料，就不用吃蔬菜和水果了。

维生素饮料最大的问题是含糖量比较高，大量饮用同样会有增加肥胖、患糖尿病等风险。此外，从配料表可以看到，维生素饮料往往也含有较多的添加剂，比如防腐剂、调味剂、色素等。

我个人认为维生素饮料比较鸡肋，相当于添加了维生素的含糖饮料，不适合高强度运动的时候喝，也不太适合平时大量饮用。

适宜人群：运动量不大又不怕长胖的人。

一些常见饮品的成分及类别

常见饮料	含糖量	是否含有电解质	是否含有维生素	功能性成分	饮料类别
脉动	4.9%	否	是	无	维生素饮料
尖叫	6%	钠 25mg	是	无	运动饮料
佳得乐	6%	钠 45mg 钾 13mg	否	无	运动饮料
健力宝	6.5%	钠 16mg	否	无	运动饮料
红牛（蓝罐）	11.27%	钠 42.25mg	是	有	能量饮料
宝矿力水特	6.5%	钠 49mg	否	无	运动饮料
水动乐	4.2%	钠 30mg 钾 7mg 钙 0.7mg 镁 1.1mg	否	无	运动饮料
魔爪（申美）	7.3%	钠 68mg 钾 22mg	是	有	能量饮料

牛奶，高营养的双刃剑

到底该不该喝牛奶？

· 为什么要喝牛奶？

钙是人体中含量最多的矿物质，99% 存在于骨骼和牙齿当中，用来维持骨骼和牙齿的坚固。由于钙质每天都会从尿液、粪便等排出，如果长期膳食钙摄入不足的话，就会导致骨量减少，骨密度下降。年轻的时候可能还不太能看出影响，但年纪大了以后，就可能比其他人更早出现骨质疏松，甚至出现脆性骨折。

因此，充足的膳食钙的摄入对维持骨骼健康至关重要，而牛奶及其制品就是膳食钙最好的来源。

首先，牛奶中的钙含量比较高。

新鲜牛奶中钙含量一般能够达到 100—120mg/100mL，在所有含钙量高的食物中虽然不是最出色的，但也算是拔尖的。

其次，牛奶中的钙比较好吸收。

很多反对喝牛奶的人都会讲，像芝麻、虾皮、油菜、豆腐等食物中的钙含量都超过牛奶，不喝牛奶多吃这些食物不就行了，为什么就抓着牛奶不放呢？

膳食中的钙大多数都是以不可溶的复合物形式存在的，吸收率比较低，需要通过胃酸及酶的作用，把钙从复合物中游离出来，才能被吸收。

而牛奶中的钙则和乳糖、蛋白质、氨基酸等结合为可溶性复合物，不依赖胃酸就可以直接分解为离子形式被吸收，因此，牛奶中的钙吸收率比较高且更稳定。

牛奶中的钙的吸收率大概为35%，如果是脱脂牛奶，钙的吸收率还会更高一些。

除牛奶以外的天然食物，往往钙吸收率高的，含量低；而钙含量高的，吸收率又比较低。在日常饮食中，同时具备钙含量高和吸收好这两个优点的，真的就只有牛奶。

因此，除了牛奶以外，我们很难通过每天摄入某一种食物来稳定地获取足够的钙。

比如虾皮含钙高，但是虾皮含钠也非常高，只能当成调味品，每天吃几克，意义就不大了。再比如西蓝花，如果要得到和一杯牛奶相同的钙含量，需要食用大约半斤西蓝花。如果让我在正常饮食以外，每天吃500g西蓝花来补钙，我觉得还是比较难受的。

不是说不喝牛奶就不能达到膳食钙的推荐摄入量，只能说操作起来难度很大。

根据调查，牛奶的摄入量和全天钙摄入量呈明显的正相关性。也就是说，是否摄入牛奶直接关系到整体的钙摄入量。据统计，2021 年，我国人均奶类制品消费量仅 40 克 / 天，为世界平均水平的 13%。

根据《中国居民膳食营养素参考摄入量》规定，成年人每天应该摄入 800mg 的钙，而孕妇、乳母和 65 岁以上的老年人每天应该摄入 1000mg 的钙。然而我国成年人平均每日钙摄入量仅为 328.3mg（只达到推荐量的 41%）。

于是《中国居民膳食指南（2022）》建议，每人每天应该饮用 300—500mL 的奶及奶制品，其所包含的钙差不多可以补足我们吃不够的那部分。

每天饮用牛奶是保证我们膳食钙摄入量的一个非常重要的举措。除此之外，牛奶还是膳食中优质蛋白质以及多种维生素和矿物质的重要来源。

· 可以把牛奶当成水来喝吗？

牛奶中水分含量为 86%—90%，也可以帮助身体补充水分。很多人可能会想，既然牛奶营养价值这么高，并且可以补充水分，那把牛奶当成水喝不是一举两得吗？

我也确实看到过随身带牛奶喝的人，然而并不推荐这么做，主要原因有以下三点。

如果把牛奶当水喝，能量摄入量可能会超标

牛奶和一般的液体相比，含有丰富的蛋白质，饱和脂肪的含量也不低。如果每天摄入 1500mL 的牛奶，那么全天从牛奶中获得的能量就会达到 640kcal，相当于两大碗白米饭。

如果在牛奶之外保持正常饮食，就会增加全天能量的摄入，导致体重增加，引发超重肥胖的风险。而如果因为大量喝牛奶，而减少了其他食物的摄入，又有可能导致饮食中营养的不均衡。

把牛奶当水喝，钙摄入可能会超标

钙的摄入也不是越多越好，过量也会引发高钙血症、高钙尿症、血管及软组织钙化、肾结石、乳碱综合征、干扰铁、锌等金属离子吸收等问题。

目前推荐每天钙的摄入量不应该大于 2000mg。如果每天摄入 1500mL 牛奶，加上膳食钙，全天钙的摄入量可能就会超过 2000mg，出现高钙风险。

牛奶的补水效果不如白开水迅速有效

目前研究认为，液体在胃内排空的速度和渗透压及能量相关。低渗透压、低能量的液体，胃排空更快。比如一般白水（纯净水、白开水、矿泉水）的胃排空时间只要 10—20 分钟。而复杂液体（蛋白奶昔、浓汤、牛奶等）的胃排空时间则需要 40—60 分钟，甚至能达到 100 分钟。因此，喝牛奶其实是达不到快速补充水分的作用的。

· **你会乳糖不耐受吗？**

虽然很多人知道喝奶对补钙很重要，但是一喝奶就会不舒服，甚至会出现腹泻。这主要是因为奶中含有乳糖，而乳糖需要在乳糖酶的作用下分解为半乳糖和葡萄糖，才能被小肠吸收。

如果小肠产生的乳糖酶不足，乳糖就会直接进入大肠，被大肠细菌发酵，产生气体，就会出现腹胀、腹泻、放屁等现象。

这也是我们常说的乳糖不耐受，是对乳糖的消化吸收不良。

据统计，全世界大约 68% 的人都会乳糖不耐受，而在中国乳糖不耐受的比例达到了 85%。主要是因为从远古时代起，人类都以狩猎和采集为生，只在婴幼儿时期有母乳的摄入需求。乳糖酶基因片段在婴幼儿时期表达活跃，而在不喝奶以后，表达就会逐渐减少，多数人乳糖酶的活性会随着年龄的增加而逐渐降低。成年后乳糖酶基因表达越不充分，合成的乳糖酶就越少，对乳糖的耐受性就越差，喝牛奶后的不良反应就越明显。

虽然大部分人都存在乳糖不耐受，但是症状有轻有重。有的人是一点奶都不能沾，而有的人只要不一次性大量喝奶，就不会出现症状。

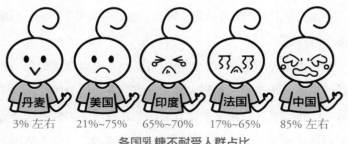

| 丹麦 | 美国 | 印度 | 法国 | 中国 |
| 3% 左右 | 21%~75% | 65%~70% | 17%~65% | 85% 左右 |

各国乳糖不耐受人群占比

从图中可以看出，中国人乳糖不耐受的占比还是挺大的。

因此，乳糖不耐受并不是有什么基因缺陷，应该说人类原先的基因形态就是如此。大约在 4000 年前，有的人种的乳糖酶基因片段出现了变异，让乳糖酶基因片段在成年后也能活跃表达，比如现在的欧美人。这也就是为什么欧美人普遍不存在乳糖不耐受。

很多存在乳糖不耐受的人，经过几次喝牛奶的不愉快经历以后，就会主动避免摄入牛奶。很多人也以为只要存在乳糖不耐受，就和乳制品无缘了。这样的情况和想法是中国人牛奶摄入量比较低的一个重要原因。

乳糖不耐受不代表不能喝牛奶！

绝大部分乳糖不耐受的人，仍然可以每天喝 200mL 的牛奶而没有任何不适。如果你存在乳糖不耐受，可以按照下面几点建议来摄入充足的乳制品。

尝试循序渐进建立耐受

乳糖不耐受只是乳糖酶基因表达不活跃，产生的乳糖酶比较少，并非完全不能产生乳糖酶，因此，还是可以喝牛奶的，只是喝多少的问题。

而且临床经验也显示，乳糖的耐受性是可以训练的，当我们持续不断地少量多次地摄入乳制品时，就会给身体传达一个信号——我需要乳糖酶来消化乳制品。乳糖酶基因的表达会逐渐变得活跃起来。当然这个过程是比较缓慢的，一定不能操之过急。

比如你发现自己每次喝 100mL 以内的牛奶就没有什么问题，再多一些就容易跑厕所，那么就每次摄入 100mL，一天喝三次，这样就可以在不引起胃肠道不适的情况下，摄入足够的乳制品。过一段时间以后，你可以尝试增加到 110mL，以此类推，你会发现，自己对牛奶的耐受能力越来越强了。

还有一种方式是将乳制品和正餐一起食用，这样的话可以使胃排空的时间延长，让肠道有更长的时间来处理摄入的乳糖，不耐受的症状也会减轻很多。

用其他乳制品代替牛奶

如果确实乳糖不耐受程度比较重，喝一点牛奶就拉肚子，那么我们还是不要难为自己了。我们曲线救国，选择一些不含乳糖的乳制品来代替牛奶。

首选的就是酸奶，因为乳酸菌也可以分解乳糖。

牛奶经过乳酸菌发酵以后，含有的乳糖大大减少，因此不容易引起消化不良。如果你能接受酸奶，这算是最简单的一种办法。但购买酸奶的时候要注意选择低糖或无糖的产品，最好是可以在家自制酸奶。（见附录 2）

其次是可以选择无乳糖牛奶。

无乳糖牛奶是在牛奶中添加一定量的乳糖酶，达到降低或完全去除牛奶中的乳糖的目的。根据规定，乳糖含量每 100mL≤0.5g 就可称为无乳糖，乳糖含量每 100mL≤2g 的可称为低乳糖。现在各个品牌也纷纷推出了无乳糖牛奶，但价格会比一般的牛奶高一些，有些地方可能还买不到。

除此之外，还可以选择奶酪（芝士）。奶酪也是一种发酵的乳制品，和酸奶的原理比较像，并且浓缩了牛奶中丰富的蛋白质、钙、矿物质和维生素等成分。每天摄入 47g 左右奶酪片（差不多是两片）就相当于摄入了 300mL 牛奶。

使用乳糖酶制剂

既然无乳糖牛奶是在牛奶中事先加入乳糖酶，那我们也可以在喝牛奶的同时摄入乳糖酶。这样做的好处是模拟正常人体的消化吸收过程。对一般人来说，乳糖酶制剂比较贵，也不方便购买，不是很推荐。

但是对存在先天性乳糖酶缺乏的婴幼儿，就有必要使用乳糖酶制剂了。婴幼儿的主要食物就是母乳，而母乳中的乳糖本身可以促进钙、铁、锌的吸收，所以如果使用乳糖酶制剂的话，可以让婴幼儿从母乳中获得更多有益的成分。

· **哪些人不适合喝牛奶？**

牛奶确实是很好的补钙食物，但很可惜，确实有一部分人不适合喝牛奶。如果你有以下四种情况，饮食上就需要做出一些调整了。

乳糖不耐受十分严重

乳糖不耐受如果真的十分严重，即使喝一点点牛奶都会出现严重的胃肠道不适反应，那你最好就不要喝牛奶了。

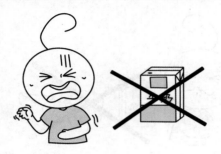

对牛奶过敏

有的牛奶过敏会被误认为乳糖不耐受，但是从机制上来讲，它们完全是两码事。对牛奶过敏的人摄入牛奶时，他们的免疫系统会误以为是有害物质入侵，于是启动过当的免疫反应，引起过敏的症状。

牛奶过敏的症状可以从轻微到严重不等，包括：麻疹、胃部不适、呕吐、腹痛、腹泻、血便等。通常在喝牛奶后两小时内发生。

区分牛奶过敏和乳糖不耐受可以看两个方面：

首先，乳糖不耐受症状主要局限在消化道，而牛奶过敏则可能出现皮肤症状（湿疹、荨麻疹等）和呼吸道症状（流鼻涕、哮喘等）。

其次，如果一个人只是乳糖不耐受，喝酸奶是没有问题的。但如果是对牛奶过敏，那么在食用酸奶的时候也会出现不耐受的症状。

如果真的存在牛奶过敏，不但不能喝牛奶，含乳清蛋白、酪蛋白成分的食品也一样需要避免食用。这类人群要补充钙质比较难，一般只有靠强化了钙的食品或者吃钙片。

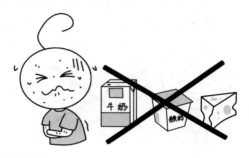

长痘痘比较严重

研究表明，喝牛奶确实会导致长痘痘，但是机制还不明确。

目前主要认为是牛奶中的乳清蛋白和酪蛋白促进了胰岛素及胰岛素样生长因子 1（IGF-1）的分泌，导致游离雄激素升高，引起皮脂腺分泌大量皮脂堵塞毛孔。这时候，毛孔处就形成了一个密闭环境，厌氧菌开始大量繁殖，分泌外毒素，导致皮肤发炎，痘痘也就随之出现了。

如果本身痘痘就比较严重，而且发现一喝牛奶就加重，那么最好不要喝牛奶，更不要喝脱脂牛奶（致痘性更强），而是用酸奶来代替。

小肠受到损伤

存在肠道感染、肠应激综合征、溃疡性结肠炎、腹泻或者重大疾病情况的，小肠绒毛可能会受到损伤，导致分泌的乳糖酶减少，相当于出现了一个继发性的乳糖不耐受。这个情况不建议喝牛奶，哪怕平时喝牛奶没有问题，这时候也可能会因为喝牛奶出现腹泻、腹胀等症状，加重病情。这时应该按照乳糖不耐受的处理办法来处理，等到肠道恢复以后，再逐渐增加牛奶的摄入量。

怎么选牛奶？

· 应该选择巴氏牛奶还是常温牛奶？

巴氏奶和常温牛奶的原料都是生乳，主要区别在于使用的灭菌技术不同。

巴氏奶，就是我们常说的鲜牛奶，一般是那种需要订购或在超市冷柜里冷藏保存的牛奶。

巴氏奶主要采用的是巴氏消毒法进行消毒，简单来说就是低温慢杀。在达不到沸水的温度条件下，一般是72—85℃，通过较长时间的加热进行杀菌。这样的杀菌方式可以杀死致病菌和大部分非致病菌，但其中的细菌芽孢并未失活。这种杀菌方式温度比较低，可以最大限度地保存牛乳的活性营养物质及纯正的口感。而鲜牛奶保存时间比较短，需2—6℃低温冷藏，保质期一般为7天左右，价格也会更贵。

常温牛奶就是在超市非冷藏区货架上放置的牛奶，也是我们平时接触最多的一种牛奶。

常温奶采用的是超高温瞬灭技术，也就是高温快杀，在至少132℃的高温下，对牛奶加热几秒钟完成杀菌，紧接着进行无菌灌装。这种灭菌方式几乎可以杀死所有细菌，因此不需要冷藏，常温密闭条件下保质期可以长达半年之久。但由于杀菌温度较高，牛奶中的一些对热比较敏感的活性蛋白质、酶或维生素会被破坏。

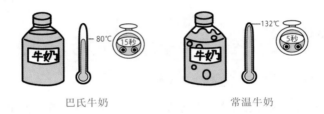

巴氏牛奶　　　　　　　　常温牛奶

总的来说，如果你比较在意口感和牛奶中那些活性成分，且不太介意价格，可以选择巴氏奶。如果只是想单纯获得牛奶中的钙和蛋白质，盒装的常温奶就足够了。

· 有必要购买高钙牛奶吗？

目前市面上有一些是强化了钙的"高钙奶"，有没有必要为了补钙去专门购买呢？我觉得意义不大。

首先，高钙牛奶和普通牛奶钙含量差别并不大。

根据我国《食品安全国家标准　预包装食品营养标签通则》中的规定，比普通牛奶的钙含量高出 25% 以上的牛奶，就能叫作"高钙奶"。目前市面上，每 100mL 高钙奶含钙量一般在 125—130mg 之间，而普通牛奶含钙量一般在 100—110mg 之间。

牛奶本身就是高钙食品，高钙奶更多只是一个噱头罢了。

其次，牛奶中的钙是可溶性钙，而添加的钙最常见的是碳酸钙和乳钙。

目前并没有实验表明，额外加的钙和牛奶本身的钙能保持一样的吸收率。并且过多钙的添加，可能会打破牛奶中蛋白质和钙之间的平衡，影响牛奶的稳定性和口感。

还要注意的是，婴幼儿不宜选用高钙奶。

婴幼儿的肾脏还没有发育成熟，过高的添加钙可能对婴幼儿的肾脏造成负担，因此最好不要给 3 岁以下的婴幼儿饮用高钙奶。

但对中老年人来说，肠胃吸收能力变差，钙流失和维生素 D 缺乏较明显，因此可以适当选择强化了维生素 D 的牛奶或是奶粉。

除了高钙牛奶以外，市面上还有五花八门的高价牛奶，比如高蛋白牛奶、高原牧场奶、有机奶等。从营养价值上来看，它们和普通牛奶的差别不大，性价比不高。

· 有必要购买脱脂牛奶吗？

相信很多人，特别是减肥人群，都纠结过要不要买脱脂牛奶这个问题。根据国家标准，全脂奶的乳脂肪含量应该高于或等于 3.1%；而如果要宣称是低脂奶，则乳脂肪含量应该低于 1.5%；如果乳脂肪低于 0.5%，则可以宣称为脱脂奶。脱脂奶和全脂奶主要的区别就是所含脂肪更低，能量更低。但真的有必要购买脱脂奶吗？

从限制能量上来讲，脱脂牛奶带来的影响并不明显。

一盒 250mL 的脱脂奶的能量大概是 82.5kcal，而一盒 250mL 的普通牛奶能量是 165kcal。脱脂牛奶的能量是普通牛奶的一半。按照每天 300—500mL 牛奶的推荐量来计算，脱脂牛奶可以节约 99—165kcal 能量，还不到全天能量的十分之一，多吃两口饭就回来了。

从理论上来讲，脱脂牛奶去除了牛奶中的饱和脂肪以及胆固醇，应该是有利于心血管健康的。然而并非所有的饱和脂肪都是一样的。现在有大量科学证据显示，与其他动物性饱和脂肪不同，全脂牛奶等乳制品中的饱和脂肪与患心脏病的风险并无相关性。

并有研究表明，经常食用乳制品（包括全脂食品）的人比不食用乳制品的人患心脏病的风险更低。因此，为了降低心血管发病风险而饮用脱脂奶或低脂奶就没有什么根据了。

另外，脱脂牛奶也存在很多缺点。脱脂牛奶在去除脂肪的同时也去除了脂肪酸（ω-3 脂肪酸、共轭亚油酸等）、脂溶性维生素（维生素 A、维生素 D、维生素 E 等），一定程度上降低了牛奶的营养价值。由于没有脂肪，牛奶的醇厚口感也就不复存在。

并且研究还表明，脱脂牛奶比全脂牛奶更容易导致长痘痘。

最后一点就是，脱脂牛奶价格也比一般的纯牛奶要贵。

因此，除非是疾病原因需要严格限制脂肪摄入，比如胆囊炎、胆囊结石、胰腺炎、血脂异常、脂肪消化不良等，否则不建议选择低脂或脱脂奶。

· 为什么不建议选择透明包装的牛奶?

牛奶中存在一些对光敏感的物质，比如核黄素（维生素 B_2），在受到光照以后会出现光氧化反应，产生自由基，会进一步诱导蛋白质变性、乳脂肪自动氧化。表现出来就是水乳分离，脂肪上浮，产生凝块，并出现异味，也就是变质了。

光诱导氧化是限制牛奶保质期的主要因素之一，因此透明包装的牛奶保质期一般很短，难以保证牛奶的营养价值和安全性。

于是后来专门开发出了不透明包装，对牛奶进行避光处理，大大延长了牛奶的储存时间。像袋装的百利包的保质期可以达到 30 天，而硬盒的利乐包的保质期则可以达到 6 个月以上。

由于不透明的包装更加安全可靠，有利于运输和储存，市面上除了每天配送的鲜奶采用的是透明塑料袋或可回收的透明玻璃瓶以外，其他都会采用不透明包装。

但没想到，在牛奶界也流行起了复古潮，一些"网红牛奶"重新开始使用透明包装。

透明包装的牛奶看起来更美观，并且商家主打"透明奶"看得见，强调零添加（只要是纯牛奶都是零添加），强烈暗示消费者这样的奶更天然、更放心。同时透明包装的牛奶会要求冷藏保存，标示的保质期很短，让消费者误认为它是鲜奶。

但实际上，透明包装的牛奶执行的是常温奶的标准，本质就是常温奶。

总的来说，透明包装的牛奶不但营养价值比不上巴氏消毒的鲜奶，安全性也比不上一般的常温奶。这种透明包装可以说是一种倒退，但却让消费者争相购买，不得不佩服商家的营销能力。

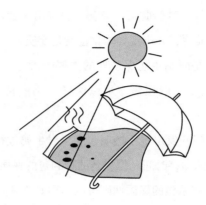

· 买牛奶的时候应该注意什么？

买牛奶的时候千万不要被商家的宣传迷惑，只要注意以下几点，就可以买到高品质的牛奶。

明确是纯牛奶

看看配料表，首先确认配料表里只有"生牛乳"，确认是纯牛奶，而非添加了调制乳或乳饮料。

查看保质期

看牛奶的新鲜度如何，购买保质期以内，并且日期尽量新鲜的牛奶。

看储存条件

看看包装上的储存条件，如果是冷藏，看售卖的环境是否达到了包装上的储存要求。比如要求冷藏的奶，但是放在常温货架上售卖，那就不要买。

看包装

不要购买透明包装的牛奶，除非是当天配送的鲜奶。

看性价比

看完前面的内容以后，在相同价格的条件下，可以选择蛋白质含量更高、钙含量更高的牛奶。

关于牛奶的谣言

· 谣言一：喝牛奶会导致性早熟

有传言说牛奶中含有大量的雌激素，会导致儿童性早熟。事实真的像传言中说的那么可怕吗？

首先，牛奶中确实含有雌激素。

动物需要自身分泌激素（被称为内源性激素）来维持代谢和生理功能，因此动物性食物中或多或少都含有雌激素。同样，奶牛要维持产奶，体内也必须保持一定水平的雌激素和孕激素。就连母乳中也是含有一定量的雌激素的。

那么牛奶中含有大量的雌激素吗？并不是，牛奶中内源性雌激素的含量是比较低的。

母乳中雌二醇含量为 7.9—18.5pg/mL。而市售全脂牛奶中雌二醇含量为 14.8—37.2pg/mL。市售牛奶中的雌激素含量只比母乳稍高。世界粮农组织和世界卫生组织联合专家委员会指出，小于 8 岁的女童每天体内也会产生 400ng 的内源性雌激素。而 300mL 牛奶中所含的雌激素量只占其分泌量的 2.25% 左右。

牛奶中所含的雌激素量和人体自身产生的雌激素量相比，几乎可以忽略不计。

很多人在抨击牛奶的时候，会将矛头指向现代的奶牛养殖技术。在传统的奶牛养殖技术中，奶牛产奶期比较短，怀孕后很快就会断奶，而现代奶牛养殖技术则让奶牛在怀孕期间也可以持续泌乳，以增加产奶量。这样会导致奶牛体内雌激素增加。

事实上，即使是传统奶牛养殖技术生产的牛奶，与目前市售牛奶相比，内源性雌激素含量相差也并不大。有研究测量了内蒙古草原上小规模放养的黄牛所产的牛奶中的雌二醇含量为 17—24.6pg/mL，只是略低于市场奶中雌激素的含量。

还有传言，奶农会给奶牛注射外源性雌激素。

然而按照国家规定，这些外源性雌激素是禁止使用并不得在动物性食品中检出的。滥用外源性雌激素是国家抽查和打击的对象。随着现代化牧场的建立，这种风险会越来越低。

根据权威机构对生鲜乳的抽检结果来看，内源性雌激素水平都在正常范围，且并未检出外源性雌激素，因此，通过正规渠道购买的正规厂家生产的乳制品可以放心食用。

总的来说，牛奶中确实含有内源性雌激素，但含量很低，没有发现其对人体的内分泌功能有影响，不太可能是导致儿童性早熟的因素，也并没有证据证明两者之间具有相关性。

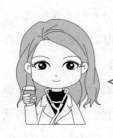

内源性雌激素指的是奶牛本身产生的雌激素，外源性雌激素则是己烯雌酚、醋酸甲地孕酮等人为注射的雌激素。

· 谣言二：喝牛奶会致乳腺癌

喝牛奶会不会致癌也是争论非常大的一个话题。其中讨论最多的是牛奶会不会导致乳腺癌风险的增加。特别是最近发表的一些流行病学研究，似乎支持了这种结论，更是引起了很多人的恐慌。

2020年发表的另一项研究也显示，饮用牛奶会增加乳腺癌风险。研究中喝牛奶最多的人和喝牛奶最少的人相比，乳腺癌风险高出了50%。

2022年发表的一项前瞻性队列研究，纳入了来自中国5个城市和5个农村的约50万人，对他们平均随访了10.8年。研究发现，每天多摄入50g乳制品与患乳腺癌的风险增加17%有关。

这样看来是不是喝牛奶真的会导致乳腺癌？并不是。

首先，这些都是流行病学研究，因此，只能发现"关联性"而不能证明因果关系，可能还有很多未知的"混杂因素"在影响结论，比如饮酒、谷类摄入、红肉摄入、十字花科蔬菜摄入、体力活动、体脂率、睡眠和精神状况等。并且这类研究主要通过膳食调查来收集数据，收集的数据可能存在很大误差。

　　同样有很多流行病学证据表明，乳制品摄入与乳腺癌无关，甚至有研究显示，摄入乳制品和乳腺癌发病风险降低相关。现有的关于乳制品与乳腺癌关系的证据缺乏一致性。

　　《中国居民膳食指南（2022）》认为牛奶及乳制品的摄入可能与乳腺癌的发病风险无关。同样，并没有有力的证据证明牛奶及其制品与前列腺癌发病风险相关，反倒是摄入乳制品与结直肠癌风险降低相关的证据比较一致。

　　目前关于牛奶致癌主要存在三种理论：

　　1. 牛奶中雌激素含量高。

　　2. 酪蛋白致癌说。

　　3. 牛奶中含有胰岛素样生长因子 1（IGF-1）。

　　牛奶中雌激素的问题前面已经讲到，从含量来讲不足以对人体造成影响。

　　牛奶中酪蛋白致癌的说法，主要源自美国康奈尔大学坎贝尔教授的一项研究。该研究证实了"酪蛋白＋黄曲霉毒素"造成老鼠肿瘤的概率大于"大豆蛋白＋黄曲霉毒素"。

但该研究只能说明用含大量酪蛋白的饲料喂养老鼠，将增强黄曲霉毒素对老鼠的致癌作用。该研究不但不能从老鼠外推到人类，也根本推导不出酪蛋白致癌的结论，牛奶致癌就更无从谈起了。

我们再来看第三种说法。IGF-1 是一种肽类激素，可以刺激细胞增殖，研究表明 IGF-1 与癌症确实有一定关系，但没有证据证明 IGF-1 可以致癌。人体内本来就有 IGF-1，通过牛奶摄入的 IGF-1 含量根本微不足道。并且，IGF-1 经过高温灭菌和消化会失活并被降解为氨基酸，因此牛奶中的 IGF-1 对人体并不会产生危害。（母乳中的 IGF-1 含量为 13—40ng/mL，市场上牛奶样本中的 IGF-1 含量约为 2.45ng/mL。也就是说，牛奶中的 IGF-1 含量比母乳中的还要低。）

总的来说，饮用牛奶和患癌症之间的相关性并不像很多宣传文章中说的那么言之凿凿，不但证据质量不高，而且缺乏一致性，也没有合理的理论支撑。摄入《中国居民膳食指南（2022）》推荐的牛奶摄入量（每天 300mL），并不会增加患癌症风险。

· 谣言三：牛奶不能空腹喝

有人认为，空腹喝牛奶会导致牛奶中的蛋白质被当作能量消耗掉，降低了牛奶的营养价值。实际上，牛奶中不只含有蛋白质，还含有 4.6% 的碳水化合物和 3% 的脂肪。它们的存在就可以保证蛋白质不会被优先用于供应能量。

除非空腹只喝牛奶，而且喝完牛奶以后长时间不吃其他任何东西，否则人体不可能用牛奶中的蛋白质来提供能量。

因此，这不是空腹喝牛奶的问题，而是能量摄入不充足的问题。

所以这句话应该这样说——不建议空腹只喝牛奶。但要是饥饿的时候拿来应急充饥，牛奶反而是个很好的选择，因为既方便又解渴，还有比较强的饱腹感。

对乳糖不耐受的人，牛奶确实不能空腹喝，因为容易加重胃肠道反应，因此，最好在喝奶之前吃一些碳水类食物。

· 谣言四：牛奶不可以和××一起吃

像这样的谣言太多了，比如，牛奶不能和果汁一起喝，牛奶不能和茶一起喝，牛奶不能和鸡蛋一起吃，等等。给的理由大部分是，牛奶和这些东西一起吃的话会影响对牛奶中的蛋白质和钙的吸收、利用，引发消化不良。

但我们运用常识想一想就知道，牛奶经常和水果、茶、鸡蛋一起吃，也衍生出许多美食，比如，牛奶水果捞、奶茶、鸡蛋仔等。也许某些吃法确实会损失部分营养，但并不是不能吃。

只是需要注意，牛奶不要和大量的生柿子一起吃，以免形成胃结石。

此外也不建议用牛奶来服药，因为牛奶中的成分比较复杂，特别是含有大量的钙，可能会和药物发生反应，影响药效，甚至危害健康。服药前后各 1—2 小时内不喝牛奶。

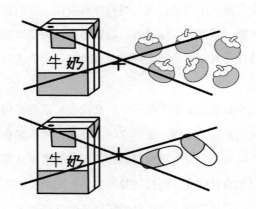

· 谣言五：牛奶是寒性食物，不适合大人喝

　　每次看到这样的说法，都觉得脑仁疼。

　　看到一篇文章这样说："人到中年，阳气偏少，阴气重，再吃阴寒的食物只会让身体越来越差，导致气血不顺，出现血块，还会诱发心血管疾病、糖尿病、肿瘤、心脏病等疾病。牛奶很适合孩子喝，因为小孩子是纯阳之体，生长发育极快，而牛奶是特别阴寒的东西，纯阳之体碰上这种纯阴的东西，两者一结合正好。"

　　这种说法的第一个观点是，牛奶是阴寒的东西。

　　得出这样的结论大体上是因为大部分中国成年人存在乳糖不耐受，喝牛奶容易拉肚子。小孩一般不缺乳糖酶，喝牛奶当然没有问题，和他们是"纯阳之体"没有什么关系。

　　而年纪越大的人乳糖不耐受可能越严重，喝牛奶就越容易不舒服，但完全是可以通过喝酸奶或无乳糖牛奶来代替的。

你会发现一个现象，凡是容易导致腹泻、不消化的食物，比如牛奶、梨、雪莲果、绿豆等，都容易被认为是寒性的食物。这些食物往往含有丰富的膳食纤维或像乳糖一类的成分，容易让人拉肚子。

第二个观点是成年人喝了牛奶会诱发一系列疾病。

这完全是耸人听闻。反而有研究显示，喝牛奶和糖尿病、高血压、心血管疾病发生风险降低相关，并能增强儿童和青少年及绝经后妇女的骨密度。而且适量喝牛奶有助于控制体重。

乳制品是蛋白质、维生素和矿物质的良好来源，是均衡膳食重要的一部分。《中国居民膳食指南（2022）》建议，成年人每天奶类及其制品的推荐摄入量为 300—500g。实际上国人的奶制品平均摄入量每天只有 40g 左右。让国人喝奶本来就不容易，被这些言论一吓，大家就更不敢喝了。

·谣言六：喝牛奶可以解酒

酒中的酒精（乙醇）是一种非常容易被人体吸收的物质，喝酒后，乙醇在口腔及食管黏膜就可以被少量吸收，进入胃和小肠后被大量吸收；随后 90% 的乙醇会通过门静脉进入肝脏进行代谢，在乙醇脱氢酶和乙醛脱氢酶的作用下，逐渐被分解为二氧化碳和水。（乙醇→乙醛→乙酸→二氧化碳和水。）

当然这是最理想的状态。实际上，大约 40% 的亚洲人都存在酒精代谢基因缺陷，存在至少一种酶合成不足的情况。肝脏中来不及代谢的乙醇、乙醛或乙酸就会进入血液，在血液中累积，对中枢神经系统、呼吸系统，心脏、肝脏功能等产生抑制和毒害作用。

从这里可以看出，能解酒的只能是肝脏，解酒能力全看基因，任何宣称可以解酒的食物和药物都不靠谱，当然牛奶也不例外。喝酒的时候喝点牛奶，确实可以起到一定保护胃黏膜的作用；但和酒精对身体的伤害比起来，就是杯水车薪了。

中国有个说法叫作"小酌怡情"，然而 *Lancet* 上发表的一项研究显示，并不存在什么安全饮酒剂量，即使是少量饮酒，也会增加患癌风险。

因此，切不可听信某种食物可以解酒的谣言，杜绝饮酒才是正经事。

关于牛奶的小贴士：

·牛奶的隐藏技能——解辣

当你被辣到全身冒汗、舌头冒火的时候，一定要记得喝牛奶，因为牛奶被证明是效果最好的解辣食物。

辣椒含有的辣椒素会和舌头的痛觉纤维上的 TRPV1 受体结合，由于该条通路是痛觉的传导通路，会让我们产生一种火辣辣的疼痛感。因此，辣是一种痛觉，而非味觉。

牛奶之所以解辣，是因为其中含有的脂类和酪蛋白都能够吸附辣椒素，减少辣椒素和 TRPV1 受体的结合，从而减轻疼痛感。

因为辣椒素是脂溶性的，喝白水就起不到解辣的效果，反而可能让辣的感觉更为明显。

而像植物奶，比如豆奶、杏仁奶等，由于不含酪蛋白，解辣效果也不佳。除此之外，当我们不小心把辣椒沾到眼睛里或皮肤上时，用牛奶进行清洗也可以很好地缓解烧灼感。

·牛奶为什么不要烧开了喝？

很多人习惯性把牛奶烧开再喝，但这样做是非常不明智的。为什么这么说呢？

首先，牛奶煮沸会降低其营养价值。

比如，维生素 B_6、维生素 B_{12}、叶酸和维生素 C 等对热不稳定的维生素容易损失。对热不稳定的活性成分，比如乳铁蛋白、α-乳白蛋白和 β-乳球蛋白等，也会失活。一般来说，加热温度越高、时间越长，对牛奶营养价值破坏也越大。

这就是为什么乳制品工业会采用超高温瞬时灭菌，一方面可以保证杀菌效果，另一方面也是为了最大限度地保留牛奶的营养价值。而我们平时把牛奶煮沸，温度高，时间长，对牛奶营养价值的破坏就会比较大。

其次，牛奶煮沸后会出现异味，影响口感。

这个异味主要来自两个方面。一个是牛奶中的蛋白质在高温下会释放巯基，还是主要以硫化氢、硫醇等挥发形式释放，从而产生一些不太好闻的气味。

另一个是牛奶中的乳糖会产生焦糖化反应，产生的一些副产物也会有一些特殊气味。因此，煮沸的牛奶往往气味不太好闻，口感也会变差。

在二十世纪七八十年代，牛奶厂会让送奶员把刚挤出的牛奶配送上门。但这样的牛奶没有经过消毒灭菌，也没有冷链，因此在喝之前都需要烧开杀菌。

但现在牛奶工业已经非常成熟，通过正规途径购买的所有牛奶都经过了消毒灭菌，买来就可以直接饮用，没有必要煮沸了再喝。很多人花更高的价格购买巴氏鲜奶来喝，结果喝之前煮沸一下，活性成分和好口感就都没了，实在可惜。

一般牛奶温度高于60℃，里面的营养物质就开始被破坏。如果喜欢热饮，建议不要把牛奶倒在奶锅里。在燃气灶上直接加热，这样温度很难把握。可以把牛奶连包装袋一起放在70℃左右的水中温一会儿，有条件的可以买可以控制温度的热水壶来热牛奶，温度可以设置在50—60℃。

常见的奶制饮品

市售的大部分奶制品的配料表前都会写清产品类别，大家可以按需购买。

· 什么是复原乳？

复原乳，又称还原奶、再制奶。是采用浓缩乳（炼乳）或乳

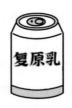

粉加适量水还原成水、固体物比例相当的乳液。这个过程有点像前面讲的浓缩还原果汁。主要目的还是方便储存和运输。复原乳经过一系列的加工过程，其中的一些活性物质和维生素会有一定损失，但里面的蛋白质和钙含量并没有受到影响。

　　复原乳并非"假牛奶"，按照国家规定，复原乳算牛奶的一种，但在商品名称紧邻部位必须明确标明"复原乳"或"含有××%复原乳"。

　　复原乳最大的问题不在于其营养素的丢失，而在于其口感的下降。有的商家为了改善复原乳的口感，会在当中添加大量的糖分。因此，在购买复原乳的时候一定要注意查看配料表和营养成分表。

· 什么是调制乳？

　　按照食品安全国家标准，调制乳是以不低于 80% 的生牛（羊）乳或复原乳为主要原料，添加其他原料、食品添加剂或营养强化剂，采用适当的杀菌或灭菌等工艺制成的液体产品。前面讲到的高钙牛奶其实就是调制乳的一种。

调制乳对蛋白质和钙的要求比一般的牛奶要低一些，比如，灭菌乳的脂肪含量每 100g 不能低于 3.1g，蛋白质不能低于 2.9g；而调制乳的脂肪含量每 100g 不能低于 2.5g，蛋白质不能低于 2.3g。

调制乳和灭菌乳更大的区别还在于其可以额外添加很多成分。目前市面上大部分的儿童牛奶都属于调制乳，商家会强调其强化了各种营养素，比如维生素 A、维生素 D、钙、铁、锌、DHA 等，暗示这种产品营养更加丰富，更适合给小朋友喝。

但实际上，调制乳中添加的各种营养素含量都比较有限，并且为了迎合孩子的口味，往往会添加大量的糖、食用香精等成分，对孩子的健康反而弊大于利。

此外还有一种早餐奶，从配料表来看，其实就是在纯牛奶中添加了水、糖、麦精、谷物粉、营养强化剂和食用香精。早餐奶的本质就是调制乳，完全没有必要专门买来早餐喝。

· 什么是含乳饮料？

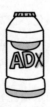

含乳饮料虽然也是一种以鲜乳或乳制品作为原料的饮品，但其中乳制品所占的比例比较低。按照国家规定，含乳饮料及发酵型含乳饮料中蛋白质的含量只需要高于 1g/100mL，而乳酸菌饮

料更是只需要高于 0.7g/100mL 即可。

含乳饮料配料表中排在第一位的一般是水，而不是牛奶，因此，含乳饮料本质上是饮料，而不是奶。

含乳饮料所能提供的蛋白质、钙质以及其他的营养成分都非常有限，还添加了大量的糖和各种香精，不建议多喝。现实生活中，真的会有糊涂的家长错把含乳饮料当成牛奶，每天拿给孩子喝，最后还纳闷为什么孩子会缺钙、会营养不良。所以，一定要记住看配料表，也一定要记得区分牛奶、调制乳和含乳饮料。

· **奶粉和牛奶比，营养价值如何？**

用奶粉冲牛奶，相当于我们自己通过加水制作出的复原乳，其营养价值和一般的纯牛奶相比并没有太大的差别。有的奶粉还会对钙、铁、维生素等进行强化，提高其营养价值。

但奶粉和液态盒装奶相比也有一些缺点，主要体现在以下几个方面：

首先，自己冲调牛奶，加水量比较难把握，如果加水加得过多，就会降低其营养价值；

其次，一般奶粉都是一大罐，不好随身携带，也不方便随时冲调，不能像盒装液态奶一样随时购买随时饮用；

最后，奶粉在冲调的时候，如果不注意手部卫生，或者用完后没有很好地密封，就很容易被污染，影响健康或造成浪费。

所以就我而言，更倾向于饮用盒装液态奶。

最后要提醒一点，在冲调奶粉的时候不要用开水，不然会使奶粉中的蛋白质凝结成块，影响口感。一般用 60℃左右的温水冲调奶粉比较合适。

植物奶里有奶吗？

我们经常喝的豆奶、椰奶、核桃奶等都叫作植物奶。随着人们对植物性食物的喜爱增加，再加上商家的创新和营销，最近几年植物奶非常"出圈"，出了很多网红产品。

根据天猫的报告显示，中国植物蛋白饮品复合增长率高居各类饮品榜首，2007—2016 年十年间复合增长率达到了 24.5%。植物奶逐渐成为人们喜爱的一种蛋白饮料。

植物奶里面没有奶

植物奶的名字非常具有迷惑性，虽然被称为奶，却并不含一滴奶。

根据《植物蛋白饮料植物奶》（T/HBFIA 0024—2021）中的定义，植物奶（植物乳）是指以含有一定蛋白质的植物和（或）

其制品为主要原料，可添加食品辅料和食品添加剂，经加工制成的产品。

大豆、椰子、核桃等含有蛋白质的植物果实、种子或种仁，经过浸泡、破碎、磨浆、调配、均质、杀菌等一系列加工工序后，呈现乳状，不论是外观还是口感都和牛奶极为相似，于是被称为"奶"。

实际上，植物奶并非奶，也不含奶，只是一种含蛋白质的植物浆液。

植物奶值得买吗？

植物奶的优点在于它是纯植物性的，不含胆固醇、乳糖，还可能含有膳食纤维以及一些植物化合物。

但大部分植物奶的蛋白质含量和质量都低于牛奶，并且钙、维生素 D 等营养成分的含量也低于牛奶。

因此，植物奶虽然有其独特的优势，但很难取代牛奶在膳食结构中的重要地位。大多数植物奶还会加入添加糖或甜味剂进行调味，并可能含有其他食品添加剂。

市面上有一些高品质的植物奶产品通过强化营养素，使其在成分上达到和牛奶一样的水平，主要体现在四个方面：

1. 尽量无添加糖或其他添加剂。

2. 强化了钙（钙含量达到 100mg/100mL 以上）。

3.蛋白质含量较高（蛋白质含量达到 2.9g/100mL 以上）。

4.强化了维生素 D、维生素 A 等其他营养素。

但这些产品的价格往往会比一般纯牛奶要高很多。总的来说，对一般人群，选择植物奶的性价比并不算太高。

牛奶及植物奶营养成分对比

每 100g 营养成分	全脂牛奶	燕麦奶	豆奶	核桃奶	杏仁奶	椰奶
能量	61kcal	58.6kcal	43kcal	38kcal	15kcal	50kcal
蛋白质	3.15g	1g	2.6g	0.6g	0.55g	0.6g
脂肪	3.25g	3g	1.5g	2.4g	1.22g	2.1g
碳水 化合物	4.8g	6.5g	4.9g	3.6g	0.34g	7g
膳食纤维	—	0.8g	0.2g	—	< 0.45g	
钙	113mg	120mg	123mg	—	173mg	
胆固醇	10mg	—	—			

数据来源：美国农业部食物数据库

如果你购买植物奶只是图它的味道好喝，并不是为了营养，那你可以把它当成一种普通的饮料，偶尔喝一喝，在此之外仍然要保证每天 300—500mL 的牛奶摄入。

但如果你乳糖不耐受，对牛奶过敏，是素食主义者，或者确实不喜欢奶制品，那么可以认真挑选一些高品质的植物奶来代替牛奶，必要时额外补充蛋白质及钙。

市面上常见的植物奶

下面我们就来简单了解一下市面上比较主流的植物奶产品，你可以作为参考，并根据自己的需求和喜好进行选择。

常见的植物奶有四类：1. 豆奶：黄豆奶、黑豆奶；2. 谷物奶：燕麦奶、藜麦奶；3. 坚果奶：杏仁奶、核桃奶；4. 蔬果奶：椰奶。

· 豆奶

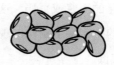

和其他植物奶原料不同，大豆及其制品本身就是优质蛋白质的重要来源。每 100g 干大豆中含有高达 35—55g 的蛋白质，这些蛋白质的吸收率和利用率都很高，可以和牛奶、鸡蛋媲美。因此，豆奶中的蛋白质含量和牛奶相比并不逊色。

豆奶中还含有许多有益人体健康的植物成分，比如，植物甾醇、膳食纤维、大豆异黄酮、大豆低聚糖等。

豆奶唯一的短板就是含钙量稍微低了一些，每 100g 牛奶的钙含量大概是 104mg，而豆奶的钙含量只有 25mg。

豆奶和豆浆有什么区别呢？

豆浆和豆奶的关系还挺纠缠的。按照《中华人民共和国国家标准》（GB/T 30885—2014）的说法，在没有添加的情况下，豆浆和豆奶是等同的。比如，原浆豆奶其实就是豆浆，浓浆豆奶就是浓豆浆。只是我们常常习惯将自己在家里用豆浆机做出来的叫作豆浆，而将经过现代化食品加工的叫作豆奶。如果生产过程中添加了食品添加剂、营养强化剂或其他食品辅料的话，就叫作调制豆奶。

商品化的豆浆和豆奶都需要符合国家标准：总固形物不能低于 4g/100mL，蛋白质不能低于 2g/100g。如果总固形物低于 2g/100mL，蛋白质低于 1g/100g 就只能叫作豆奶饮料了。

所以在购买豆浆、豆奶的时候要注意以下几点。

1. 尽量购买商品化的豆浆或豆奶，这样营养价值比较有保障。因为没有法规的约束，手工制作的现磨豆浆可能会加很多水，导致蛋白质含量很低。

2. 豆奶饮料≠豆奶！

购买豆浆或豆奶的时候，注意不要买到豆奶饮料了（一般包装上会标注出来，可以仔细看一眼），豆奶饮料不但营养价值低，还添加了很多糖。

3. 最好选择不添加糖且强化了钙的豆奶。

这可能算是代替牛奶最优的植物奶了。不过不加糖的豆浆确实不太好喝。

此外，需要注意的是，如果是自己用锅煮豆浆，很容易出现煮不熟的问题。因为煮豆浆的时候会出现"假沸"现象——豆浆加热到 80—90℃ 的时候会出现大量白色泡沫，让人误以为它已经熟了。

如果喝下没熟的豆浆，那么豆浆中未被高温破坏的皂苷和胰蛋白酶抑制物，会导致人出现头晕、腹痛、恶心等不适症状。因此，在煮豆浆的时候一定要让它多沸腾几分钟，直到没有豆腥味了再起锅。现在一般家庭都会使用豆浆机做豆浆，温度和时间都设定在合理范围内，一般不用担心。

· 燕麦奶

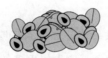

燕麦奶又叫燕麦露或燕麦乳，也有些商家将其称为燕麦饮。在生产燕麦奶的过程中，会加入酶对燕麦浆进行一定程度的水解，让其拥有微微的甜味，此外还会加入适量的植物油和少许的盐，模拟出牛奶的口感。可以说，燕麦奶是和牛奶质地最为接近的一种植物奶。

其他的植物奶在打泡的时候无法打出细密的泡沫，而且泡沫很容易消散；但燕麦奶加热后可以和牛奶一样打泡、拉花，是目前植物奶中代替鲜奶的首选。

并且，燕麦奶有独特的麦香味，确实挺好喝的。燕麦奶在近两年可以算是所有植物奶中最火的那一款。

从口味的角度来讲，燕麦奶确实有它的独到之处。但如果硬要宣传燕麦奶是健康饮品的代名词，可能就有点言过其实了。起码燕麦奶并不比平平无奇的纯牛奶营养价值更高。

即使宣传得再热闹，燕麦奶还是一款植物奶，蛋白质和钙含量远远不如牛奶丰富。有些市售的燕麦奶打出高钙的卖点，其实都是采用碳酸钙和磷酸三钙对钙进行了强化，消化、吸收还是比不上牛奶中的可溶性钙。

燕麦奶另一个重要卖点是它含有膳食纤维。虽然燕麦中含有大量的膳食纤维，但经过加工过滤，保留在燕麦奶中的纤维并不多，大概 100g 燕麦奶中只有不到 1g 的膳食纤维，其实没有太大的意义。

如果想要补充膳食纤维，建议直接吃燕麦片。商家的宣传很巧妙——"燕麦奶中含有比牛奶更多的膳食纤维"，这话确实没错，因为牛奶根本就不含膳食纤维，有点矮子当中拔高个的意思。

至于燕麦奶不含胆固醇、低脂等特点，则是植物奶共同的优点，并没有什么值得特别宣传的。况且很多燕麦奶都会加植物油，可能也称不上低脂和低能量。

因此，在我看来，燕麦奶最大的优势就在于其真的好喝，营养方面和一般的植物奶并没有太大区别。

对麸质过敏的人来说，虽然燕麦本身不含麸质，但加工燕麦的过程中可能受到麸质的污染，因此最好还是避免饮用燕麦奶。

· 坚果类植物奶

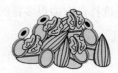

目前市面上的坚果类植物奶，主要以杏仁奶与核桃奶为主，更常见的称呼是杏仁露和核桃露。

发表在 *Nutrients* 上的一篇综述表明，多吃坚果，特别是核桃，对认知改善有益处，考虑可能和核桃 ω-3 脂肪酸比例较高有关。因此，我们常喝的核桃奶品牌也是主打"补脑"的卖点。

可惜理想很丰满，现实很骨感。首先，核桃是否能够提高认知功能，目前并没有非常一致的证据。也就是说核桃的益脑功能本身并不是那么确切，作为一种坚果吃一吃也没坏处。但核桃奶当中绝大部分是水，核桃成分非常有限，有益成分就更少了，能起到作用的可能性极低。并且核桃奶没有像燕麦奶一样的甜味，因此市面上的核桃奶往往都添加了大量的糖分。一瓶 250mL 的核桃奶当中仅含 1.44g 蛋白质，但含 8.64g 添加糖和 5.76g 脂肪，能量也不低。对要控制体重的人来说，核桃奶就不是很合适。

杏仁奶算是植物奶中能量比较低的一种，每 100g 不加糖的杏仁奶中能量只有 15kcal，能量差不多仅为牛奶的 1/5。虽说杏仁奶能量低，但确实也没什么营养，100g 杏仁奶中碳水只有 0.34g，脂肪只有 1.22g，蛋白质只有 0.55g，可以说是寡淡如水。

如果你喜欢清淡、低热量的饮品，或正在减重，杏仁奶是个不错的选择，但前提是选择没有加很多糖的产品。

· 椰奶

很多人都喜欢吃椰子制品，但是却不太清楚椰汁和椰奶的区别。

当一颗椰子还没有成熟的时候，呈青色，此时椰肉比较薄，不适合吃，但内部的水分却相当甘甜，适合饮用，这就是我们常喝的椰汁。

椰汁呈混浊的透明状，含有丰富的矿物质及钾元素，含糖量也不高。100%的椰汁称得上是一款健康饮品。但要注意的是，椰汁中钾含量比较高，不太适合肾功能不全的人饮用，也不适合当水喝。

等到椰子成熟以后，椰子肉就变得厚实起来，椰香浓郁。椰肉中富含丰富的蛋白质、膳食纤维、维生素及矿物质，同时含有大量的脂肪。100g椰子肉所含能量为354kcal，脂肪含量为33.49g，也就是说，椰肉中1/3都是脂肪。

椰奶，是以新鲜椰子肉为原料，经过加水、打浆等工序制成的。由于椰奶中椰子肉和水的比例不同，以及额外添加糖分的比例不同，椰奶的能量跨度范围很大，100g椰奶的能量从25kcal

到 200kcal 不等。因此，在购买的时候一定要注意看营养成分表，以免买到能量炸弹。

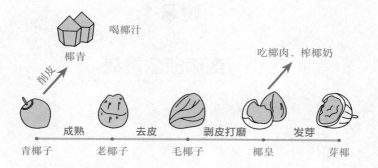

厚椰乳和椰奶还不太一样，它是将椰肉直接研磨，再加上椰汁和少量水，以及一些糖和乳化剂调配而成的，质地浓厚，椰香味也更加浓郁，适合用于制作一些饮品。市面上非常火的生椰拿铁就是用厚椰乳搭配浓缩咖啡制作而成的。

附录1:

两周断糖挑战

断糖挑战指南

未来的两周,停止所有添加糖和甜味剂。

· 具体做法

1. 避免摄入一切含糖饮品:运动饮料、能量饮料、果汁饮料及 100% 纯果汁、含糖咖啡、奶茶、乳饮料、含糖调制乳饮料、含糖酸奶、含糖植物奶及饮料、添加了甜味剂的无糖饮料等。

2. 避免摄入任何添加大量糖或任何人工甜味剂的食物,如饼干、蛋糕、面包、糖果等。有包装的食物查看其营养成分表,尽量选择添加糖含量小于 5g 的产品。

3. 在补水的时候尽量选择白开水、矿泉水、纯净水、黑咖啡、淡茶水及自备无糖饮品。

4. 此次为断糖挑战,并非断碳水挑战,为的是减少对甜味的渴望。因此，只是减少饮食中含有较多添加糖或甜味剂成分的食物。含有碳水化合物的食物，比如米面、粗杂粮、纯牛奶、无糖酸奶和水果，都可以食用。

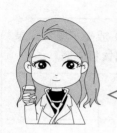

如果一开始难以做到严格断糖，可以每天记录进食的所有含糖饮料及食物，第二天争取做到比前一天进食少一半的糖分。以此类推，在一周内做到严格断糖。如一周内均无法做到断糖要求，则挑战失败。

购买饮料和食品之前，可参考下表，找一找是否存在添加糖或甜味剂。

食物成分表中各种糖的名称
葡萄糖、果糖、乳糖、果葡糖浆、高果糖玉米糖浆、麦芽糖浆、蔗糖、冰糖、红糖、黑糖、白砂糖、枫糖浆、蜂蜜、龙舌兰糖浆、阿斯巴甜、安赛蜜、甜蜜素、糖精、三氯蔗糖、纽甜、阿力甜、木糖醇、异麦芽糖、麦芽糖醇、乳糖醇、山梨醇、甘露糖醇、赤藓糖醇、甜菊糖苷、罗汉果糖苷、索马甜、甘草甜素、阿洛酮糖、塔格糖

· **断糖挑战日志**

每天记录自己挑战的感受及感想。

仔细阅读断糖挑战指南，并签署断糖挑战书。

Day0

1. 你是否对含糖饮料（或其他含糖食品）成瘾了呢？如果以下三项符合其中一项即可认定为对含糖饮料成瘾。		
想少喝含糖饮料或者不喝时，依然控制不住喝含糖饮料	√	×
很想喝含糖饮料时，满脑子都想着含糖饮料，直到喝到才心理满足	√	×
当心情不好时，喝含糖饮料可使自己快乐，减少负面情绪	√	×
2. 平时经常吃的含添加糖或甜味剂比较多的食物有哪些？		
3. 当你特别想吃甜食或喝含糖饮品的时候，有什么办法阻止自己？		
4. 体重：　　　　kg 　腰围：　　　　cm		

断糖挑战书

我自愿参加为期 2 周的断糖挑战。

从　　　年　月　日之后的 2 周内，我将严格按照挑战指南中的约定，限制饮食中添加糖及甜味剂的摄入。

挑战人：

签署日期：

DAY 1

今天是挑战的第一天，对含糖食物的渴望从 0 分（一点没有感觉）到 10 分（非常渴望），你打几分呢？

0	1	2	3	4	5	6	7	8	9	10

如果今天吃了含糖的食品或喝了含糖的饮料，摄入的添加糖或甜味剂有哪些？

明天如何做到杜绝含糖饮料或食品？

DAY 2

今天是挑战的第二天，对含糖食物的渴望从 0 分（一点没有感觉）到 10 分（非常渴望），你打几分呢？

0	1	2	3	4	5	6	7	8	9	10

如果今天吃了含糖的食品或喝了含糖的饮料，摄入的添加糖或甜味剂有哪些？

明天如何做到杜绝含糖饮料或食品？

DAY 3

今天是挑战的第三天，对含糖食物的渴望从 0 分（一点没有感觉）到 10 分（非常渴望），你打几分呢？

0	1	2	3	4	5	6	7	8	9	10

如果今天吃了含糖的食品或喝了含糖的饮料，摄入的添加糖或甜味剂有哪些？

明天如何做到杜绝含糖饮料或食品？

DAY 4

今天是挑战的第四天，对含糖食物的渴望从 0 分（一点没有感觉）到 10 分（非常渴望），你打几分呢？

0	1	2	3	4	5	6	7	8	9	10

如果今天吃了含糖的食品或喝了含糖的饮料，摄入的添加糖或甜味剂有哪些？

明天如何做到杜绝含糖饮料或食品？

DAY 5

今天是挑战的第五天，对含糖食物的渴望从 0 分（一点没有感觉）到 10 分（非常渴望），你打几分呢？

0	1	2	3	4	5	6	7	8	9	10

如果今天吃了含糖的食品或喝了含糖的饮料，摄入的添加糖或甜味剂有哪些？

明天如何做到杜绝含糖饮料或食品？

DAY 6

今天是挑战的第六天，对含糖食物的渴望从 0 分（一点没有感觉）到 10 分（非常渴望），你打几分呢？

0	1	2	3	4	5	6	7	8	9	10

如果今天吃了含糖的食品或喝了含糖的饮料，摄入的添加糖或甜味剂有哪些？

明天如何做到杜绝含糖饮料或食品？

DAY 7

今天是挑战的第七天，对含糖食物的渴望从 0 分（一点没有感觉）到 10 分（非常渴望），你打几分呢？

0	1	2	3	4	5	6	7	8	9	10

如果今天吃了含糖的食品或喝了含糖的饮料，摄入的添加糖或甜味剂有哪些？

明天如何做到杜绝含糖饮料或食品？

DAY 8

今天是挑战的第八天，对含糖食物的渴望从 0 分（一点没有感觉）到 10 分（非常渴望），你打几分呢？

0	1	2	3	4	5	6	7	8	9	10

如果今天吃了含糖的食品或喝了含糖的饮料，摄入的添加糖或甜味剂有哪些？

明天如何做到杜绝含糖饮料或食品？

DAY 9

今天是挑战的第九天，对含糖食物的渴望从 0 分（一点没有感觉）到 10 分（非常渴望），你打几分呢？

0	1	2	3	4	5	6	7	8	9	10

如果今天吃了含糖的食品或喝了含糖的饮料，摄入的添加糖或甜味剂有哪些？

明天如何做到杜绝含糖饮料或食品？

DAY 10

今天是挑战的第十天，对含糖食物的渴望从 0 分（一点没有感觉）到 10 分（非常渴望），你打几分呢？

0	1	2	3	4	5	6	7	8	9	10

如果今天吃了含糖的食品或喝了含糖的饮料，摄入的添加糖或甜味剂有哪些？

明天如何做到杜绝含糖饮料或食品？

DAY 11

今天是挑战的第十一天，对含糖食物的渴望从 0 分（一点没有感觉）到 10 分（非常渴望），你打几分呢？

0	1	2	3	4	5	6	7	8	9	10

如果今天吃了含糖的食品或喝了含糖的饮料，摄入的添加糖或甜味剂有哪些？

明天如何做到杜绝含糖饮料或食品？

DAY 12

今天是挑战的第十二天，对含糖食物的渴望从 0 分（一点没有感觉）到 10 分（非常渴望），你打几分呢？

0	1	2	3	4	5	6	7	8	9	10

如果今天吃了含糖的食品或喝了含糖的饮料，摄入的添加糖或甜味剂有哪些？

明天如何做到杜绝含糖饮料或食品？

DAY 13

今天是挑战的第十三天，对含糖食物的渴望从 0 分（一点没有感觉）到 10 分（非常渴望），你打几分呢？

0	1	2	3	4	5	6	7	8	9	10

如果今天吃了含糖的食品或喝了含糖的饮料，摄入的添加糖或甜味剂有哪些？

明天如何做到杜绝含糖饮料或食品？

Day14：回答以下问题

对糖的渴望是否有明显下降？	
吃一口相同的甜品，是否觉得它比挑战前更甜了？	
喝一口相同的饮料，是否觉得它比挑战前更甜了？	
在吃苹果、饼干、胡萝卜时，是否觉得更甜？	
对比2周前，体重和腰围有下降吗？	体重（kg）： 腰围（cm）：
你愿意继续减少糖分的摄入吗？	是　　否

恭喜你挑战成功！

附录 2:

超简单又好喝的无糖
健康饮品制作方法

除了茶、咖啡、各种植物茶和果茶以外,这里介绍一些制作相对复杂,但可能更受年轻人喜欢、颜值更高的饮品。

英式奶茶

英式奶茶前面已经介绍得比较详细了,下面将介绍如何泡出地道的英式奶茶。

一般来说,红茶适合用 85—90℃ 的水来泡。直接用沸水泡红茶会导致茶汤苦涩。然而在制作红茶基底,用作奶茶等饮品的原料时,则更适合煮。煮出来的红茶滋味浓厚,不适合单独饮用,但与牛奶、果汁等搭配在一起,滋味会变得香醇可口。因此,在制作奶茶、柠檬茶的时候,可以采用煮的方式来做红茶基底。

· 原料

红茶、纯牛奶（建议用全脂奶）、纯净水

· 方法

1. 将 500mL 纯净水加热至沸腾。

2. 在沸水中加入 13g 红茶（最好是散装的红茶），煮 8 分钟，再焖 2 分钟，过滤出茶汤。

3. 因为英式奶茶中使用的是常温牛奶，为了让英式奶茶的温度和口感变好，要先对茶杯进行预热。可以把开水倒入茶杯，再倒掉。

4. 在温好的茶杯中倒入约 1/3 的牛奶，再将准备好的红茶倒入。如果红茶的比例比较高，茶味就会比较重，这也是英式奶茶的特点。如果喜欢奶味重一点，则可以多加一些牛奶。乳糖不耐受的话，也可以把牛奶换为燕麦奶。

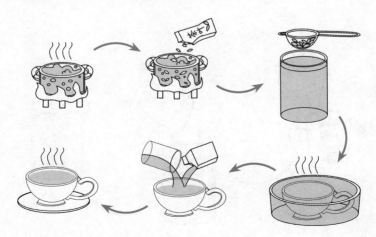

简易版奶茶

如果没有条件煮奶茶，可以用茶包来泡奶茶，虽然味道要逊色一些，但胜在方便。

· 原料

红茶包、纯牛奶

· 方法

1. 在杯子中放入一袋红茶包，加入 85—90 ℃的水，泡 2 分钟。

2. 在另外一个杯子里倒入适量的常温牛奶，再将泡好的红茶汤倒入牛奶中（比例根据自己的喜好而定）。

如果觉得太寡淡，还可以加入一些淡炼乳。

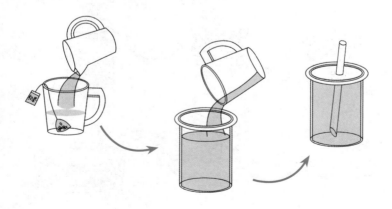

鸳鸯拿铁

红茶咖啡——拿铁鸳鸯也是某些咖啡店非常受欢迎的一款饮品，不过这款饮品的能量并不低。我们完全可以自制无糖版本。简单来说，这个饮品就是在奶茶中加入咖啡。因此该饮品中咖啡因含量比较高，最好不要在中午以后饮用。

· 原料

红茶、纯牛奶、咖啡

· 方法

1. 利用前面提到的方法煮红茶或者泡红茶，制作红茶基底。

2. 将大约 100mL 红茶加入 80mL 牛奶中，再加入大概 45mL 的浓缩咖啡就完成了。

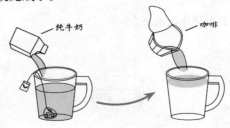

抹茶拿铁

拿铁的意思是将牛奶注入咖啡，但拿铁并不等同于咖啡，而是意大利语里"牛奶"的意思。抹茶拿铁是抹茶粉加上热牛奶和奶泡混合而成的。严格意义上的抹茶拿铁里并没有咖啡的成分。抹茶拿铁颜值超高，绿色的浓茶伴着纯净的白色，给人一种非常治愈的感觉。

· 原料

抹茶粉、牛奶

· 方法

1. 抹茶粉 2.5g，过筛，加入 80℃的水 15mL，用茶筅将其搅开（可以严格按照前面讲到的方法来泡抹茶）。

2. 用打泡机将 150mL 牛奶加温并打泡。

3. 先在抹茶液中加入 1/3 的牛奶奶泡，搅拌均匀，再将剩余奶泡倒在上面。如果有技术还可以拉个花。如果觉得太麻烦，可以直接用温牛奶和抹茶液混合。

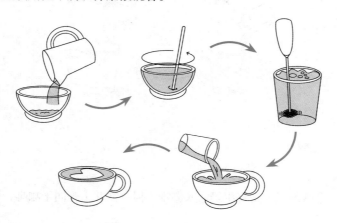

自制无糖酸奶

自制酸奶其实并不需要去专门购买乳酸菌粉，市售的酸奶就可以做引子。市售酸奶中的乳酸菌往往是精挑细选、精心搭配的，因此做出的酸奶口感会更好。我自己购买过好几种市售的酸奶来自制酸奶，无一失败，而且这样做出的酸奶更黏稠，酸味适中，比我用乳酸菌粉做的酸奶好吃太多了。因此，如果你要做酸奶，我更加推荐购买市售酸奶来做。自制无糖酸奶不像市售酸奶那样含大量的糖分，更加健康。如果觉得无糖酸奶不好喝，可以通过添加水果或其他食物来调和味道，在保证营养健康的前提下，一样可以非常美味。

· 原料

牛奶（尽量选择蛋白质含量较高的牛奶）、市售酸奶（最好选择品质好一些的老酸奶）

· 方法

1. 将做酸奶的容器用热水浸泡一段时间，进行消毒杀菌。

2. 先舀大概 100g 的酸奶放在容器中，再倒入约 1L 的牛奶，盖上盖子。

3. 将容器放入酸奶机或任何其他有制作酸奶功能的电器中发酵，一般是 43℃左右，发酵 10 个小时。

4. 10 小时后将发酵的酸奶取出，放入冰箱冷藏 2 小时就可以享用了。不习惯吃无糖酸奶的话，可以加一些水果拌着吃。我尝试过在上面撒一些亚麻籽粉，口感也很好。

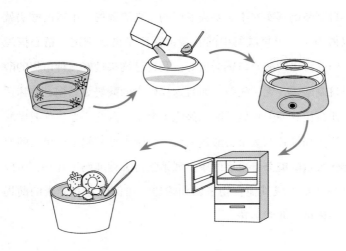

自制燕麦奶

很多的燕麦奶制作教程把制作燕麦奶讲得很简单，就是在燕麦片里加水，用搅拌机打碎就完了。如果你照这样做，百分之百会失败，无法得到和市售燕麦奶相同质感的燕麦奶，一加热还会成为燕麦糊糊。这里介绍的燕麦奶制作方式，虽然复杂一些，却可以让你得到一杯真正的燕麦奶。

· 原料

生燕麦片、淀粉酶、纯净水、植物油、盐

· 方法

1. 燕麦片 100g 和纯净水 800mL 混合，浸泡至燕麦片软化。

2. 用搅拌机将燕麦片打碎，倒入容器，并加入 1g 淀粉酶。

3. 用小火加热至 60℃，并将其放入可 60—70℃保温的养生壶，保温 2 小时。

4. 将打碎的燕麦片过筛。

5. 将筛好的燕麦液加热至沸腾，再加入 15g 植物油、少许盐、250mL 纯净水，再次搅拌均匀即可。这是为了还原市售燕麦奶的口感，如果追求健康，就不建议加植物油和盐了。

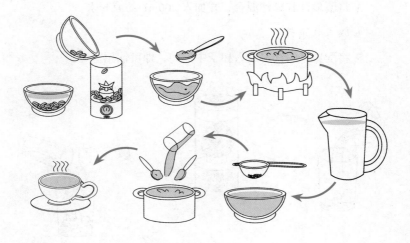

自制运动饮料

前面有讲到简单版的运动饮料制作方法。如果有时间，不怕麻烦，还可以用椰汁来制作运动饮料。之所以用椰汁来制作运动饮料，是因为椰汁矿物质含量丰富，并且钾含量也比较高，适当添加一些糖及盐，就可以成为一款好喝的运动饮料。

· 原料

椰汁、菠萝汁、盐

· 方法

1. 从椰青中取椰汁 150mL。

2. 菠萝榨汁 150mL。

3. 将菠萝汁和椰汁混合，并加入 200mL 的凉开水。

4. 放入 0.5g 盐。

5. 将配置好的饮料放入杯子中摇匀，即可饮用。

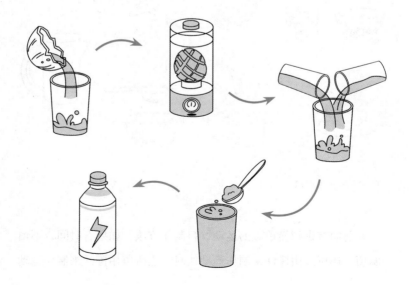

冷泡茶

冷泡茶没有苦味，并保留了茶的茶香和花香，晚上睡觉前放入冰箱，第二天上班就可以喝。

· 原料

    茉莉花茶

· 方法

    1. 在杯子里放入茶叶和冰块，再倒入凉开水。

    2. 密封后放入冰箱冷藏 6 小时。

    更简便的办法：在冷藏后的瓶装纯净水中直接放入茶叶，盖好盖子，放入冰箱冷藏 6 小时。

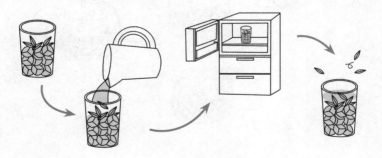

话梅柠檬气泡水

夏天的时候，来一杯酸酸甜甜、冰冰凉凉的话梅柠檬气泡水，非常解腻。

· 原料

　　柠檬 5 片、小青柠 3 个、话梅 5 颗、无糖苏打气泡水、冰块
少许

· 做法

　　1. 将柠檬切片，去籽；小青柠切半，去籽。

　　2. 将柠檬片、青柠、话梅放入容器，加入冰块，再倒入气
泡水。

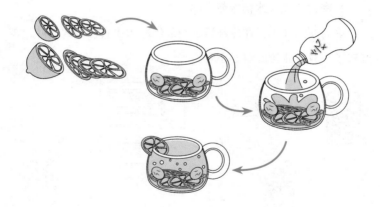

水果红茶

　　水果茶既有茶的香醇，又能品尝到鲜果的香甜，是目前非常
火的一种饮品。水果茶中的水果不会丢弃果渣，因此营养并不会

有太大损失。又能吃又能喝、营养丰富、颜值还高的水果茶谁不爱呢?

· 原料

红茶叶,百香果、芒果、苹果、西瓜等水果

· 方法

1. 在 500mL 水中加入 13g 红茶叶,煮开 8 分钟,焖 2 分钟,再过滤出茶水。

2. 百香果、芒果、苹果、西瓜等水果切块放入杯子,适当捣碎。

3. 将茶水倒入杯子。

4. 放入冰箱冷藏半个小时,即可饮用。

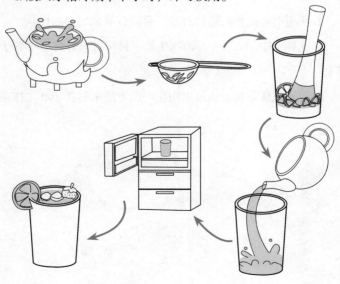

自制无糖 400 次咖啡

400 次咖啡就是韩国非常火的泡沫咖啡，需要用手打 400 次左右才能发泡而得名。当然这个打泡，我们可以用电动搅拌机来完成。这种咖啡最大的魅力在于颜值很高，适合拍照。

· 原料

冻干咖啡、纯牛奶（乳糖不耐受也可用燕麦奶）

· 方法

1. 在 2 勺冻干咖啡中加 2 勺热水，搅匀（加糖以后会更好搅匀一些）。

2. 使用电动搅拌机进行打发，直到打发成奶油的性状。

3. 在杯子中加入 3/4 杯的冰牛奶，再将打发好的咖啡置于牛奶上。

注：换成抹茶粉，也可以用相同的方法来制作 400 次抹茶。

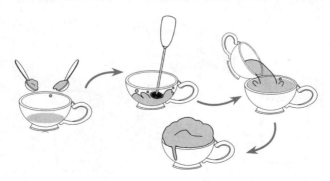

新
流
xinliu

喝出来的健康：你真的会喝水吗？

产品经理	于志远　泮　泮	装帧设计	人马艺术设计·储平
特约编辑	李　睿	特约印制	赵　明　赵　聪
营销经理	肖　瑶	出版监制	吴高林

图书在版编目（CIP）数据

喝出来的健康：你真的会喝水吗？ / 周勤著. --
石家庄：河北科学技术出版社，2024.5
ISBN 978-7-5717-1962-3

Ⅰ．①喝… Ⅱ．①周… Ⅲ．①饮用水－关系－健康－
普及读物 Ⅳ．①R123.5-49

中国国家版本馆CIP数据核字(2024)第060945号

喝出来的健康：你真的会喝水吗？
HE CHULAI DE JIANKANG : NI ZHENDE HUI HESHUI MA ?
周勤 著

责任编辑：李　虎		经　销：全国新华书店	
责任校对：徐艳硕		开　本：880mm×1230mm 1/32	
美术编辑：张　帆 / 装帧设计：人马艺术设计·储平		印　张：8	
出　版：河北科学技术出版社		字　数：160千字	
地　址：石家庄市友谊北大街330号（邮编：050061）		版　次：2024年5月第1版	
印　刷：凯德印刷（天津）有限公司		印　次：2024年5月第1次印刷	
定　价：49.80元		书　号：978-7-5717-1962-3	